Soins Infirmiers

en Soins Intensifs

Le Guide Complet

ALEXANDRE CAREWELL

Table des matières

« *Face à la fragilité de la vie, l'infirmier en soins intensifs est le gardien silencieux de l'espoir, travaillant sans relâche pour transformer chaque souffle en un avenir possible.* »

Chapitre 1 :
INTRODUCTION AUX SOINS INTENSIFS

Historique et évolution de la réanimation

La réanimation, cette pratique médicale intense visant à soutenir ou restaurer les fonctions vitales, trouve ses racines dans l'histoire humaine, bien avant la technologie avancée que nous connaissons aujourd'hui. Chaque étape de son développement révèle une facette de notre quête incessante pour défier la mort et offrir une seconde chance à la vie.

Remontons au 18ème siècle, période où l'Europe connaît une fascination pour le phénomène de la "résurrection" des noyés. C'est à cette époque que des sociétés, telles que la "Royal Humane Society" en Angleterre, se sont formées avec pour objectif principal de promouvoir des techniques permettant de ranimer les victimes de noyade. Elles encourageaient l'utilisation de méthodes, maintenant considérées comme primitives, telles que le réchauffement du corps, le drainage de l'eau des poumons ou même le souffle de fumée de tabac dans les poumons !

Le 19ème siècle a vu l'avènement des premières formes d'intubation, une avancée cruciale pour la prise en charge des voies respiratoires obstruées. Mais c'est au 20ème siècle que la réanimation a véritablement pris son envol. Après les horreurs de la Première et Seconde Guerre mondiale, la nécessité de soigner de nombreux blessés a conduit à des progrès significatifs en médecine d'urgence et en chirurgie, jetant les bases de la réanimation moderne.

Les années 1950 ont marqué une étape décisive avec l'apparition de la ventilation mécanique, principalement en réponse à l'épidémie de poliomyélite. Ces respirateurs, bien qu'archaïques par rapport à nos standards actuels, ont sauvé de nombreuses vies et ont pavé la voie aux unités de soins intensifs spécialisées que nous connaissons aujourd'hui.

L'avènement de la technologie et de la recherche au cours des dernières décennies a bouleversé la réanimation. Des moniteurs cardiaques avancés, des défibrillateurs, la dialyse, ainsi que les progrès en pharmacologie ont permis de sauver des patients qui, quelques années auparavant, n'auraient eu aucune chance de survie. La réanimation est devenue une collaboration interdisciplinaire, combinant les compétences de médecins, infirmiers, kinésithérapeutes, et bien d'autres professionnels, chacun apportant sa pierre à l'édifice pour offrir la meilleure prise en charge possible.

Aujourd'hui, les unités de réanimation représentent le summum de la médecine clinique, mélangeant habilement technologie de pointe, compétences cliniques, et compassion. Mais, au-delà de la technologie et de la science, la réanimation rappelle une constante universelle : notre détermination résolue à préserver la vie, à comprendre le fragile équilibre entre la vie et la mort, et à toujours chercher des moyens d'améliorer cet art délicat.
Cet héritage historique nous rappelle l'importance de la réanimation dans notre société et pose les bases pour comprendre son rôle crucial et son impact sur les soins médicaux d'aujourd'hui et de demain.

L'importance des Soins Intensifs

Les Soins Intensifs, plus qu'un simple service hospitalier, incarnent l'intersection entre la technologie médicale avancée, l'expertise clinique, et l'humanité profonde dans le monde de la santé. Au cœur de l'hôpital, l'unité de soins intensifs (USI) est souvent le dernier recours pour les patients dont la vie est en danger. Sa place et son importance sont indéniables, tant du point de vue médical que sociétal.

D'un point de vue purement clinique, l'USI est spécialisée dans la prise en charge des patients les plus critiques, ceux dont un ou plusieurs organes ne fonctionnent pas correctement ou sont en défaillance. Ce peut être le cœur, les poumons, les reins ou même le cerveau. Les soins intensifs combinent une surveillance constante avec des interventions médicales complexes pour stabiliser, traiter et, espérons-le, inverser ces défaillances organiques. Les patients qui auraient autrefois été perdus face à des défis médicaux insurmontables peuvent maintenant avoir une chance de récupération, grâce aux compétences et aux technologies déployées en réanimation.

Au-delà de la technologie et de la compétence clinique, les soins intensifs sont également essentiels sur le plan humain. L'USI est souvent le théâtre d'émotions intenses, où espoir et désespoir, joie et chagrin se côtoient. Elle rappelle la fragilité de la vie et la nécessité d'une prise en charge holistique, prenant en compte non seulement le patient, mais aussi sa famille et ses proches. L'importance d'une communication claire, d'un soutien émotionnel et d'un respect profond pour les désirs et les besoins du patient et de sa famille est primordiale.

Sur le plan sociétal, la réanimation est également un reflet de nos valeurs collectives. Comment allouons-nous les ressources médicales rares ? Comment équilibrer l'objectif de prolonger la vie avec la qualité de cette vie ? Comment naviguer dans les eaux troubles de l'éthique médicale, en tenant compte des désirs, des droits et de la dignité des patients ? Ces questions cruciales se posent quotidiennement en soins intensifs et façonnent notre approche collective de la médecine et de la moralité.

Enfin, les soins intensifs ont également une importance stratégique en matière de santé publique. Que ce soit lors d'épidémies, de catastrophes naturelles ou d'autres crises, l'USI joue un rôle pivot dans la réponse de notre système de santé. Les événements récents, comme la pandémie de COVID-19, ont mis en lumière l'importance vitale des soins intensifs dans la gestion des crises sanitaires.

L'importance des Soins Intensifs ne peut être sous-estimée. C'est à la fois une prouesse de la médecine moderne et un témoignage de notre engagement envers la vie, la dignité et la santé humaine. Chaque moment passé en USI est un rappel de l'importance de la compassion, de l'innovation et de l'excellence dans la poursuite de la guérison.

Définition et spécificités
de l'unité des Soins Intensifs

L'unité des Soins Intensifs (USI) est bien plus qu'un simple service hospitalier : c'est le cœur battant de la médecine d'urgence, une ligne de front dédiée à la lutte contre les défaillances vitales les plus graves et les affections potentiellement mortelles. Cette unité allie technologie, compétence clinique et soins humains pour fournir une prise en charge complète des patients en état critique.

Définition de l'USI :
L'USI est une structure hospitalière spécialisée, conçue pour surveiller, diagnostiquer et traiter les patients présentant des défaillances aiguës d'un ou plusieurs systèmes organiques. Ces patients nécessitent une surveillance continue, des interventions médicales intensives et souvent une assistance technologique pour soutenir leurs fonctions vitales.

Spécificités de l'USI :

- **Équipement de pointe :** L'USI est dotée d'appareils médicaux avancés, notamment des moniteurs cardiaques, des respirateurs, des machines de dialyse, entre autres. Ces équipements permettent non seulement de surveiller les signes vitaux des patients en temps réel, mais aussi de fournir une assistance vitale lorsque leurs organes ne peuvent plus fonctionner correctement.
- **Personnel spécialisé :** L'USI est staffée par une équipe de professionnels hautement qualifiés, notamment des médecins intensivistes, des infirmiers spécialisés en soins intensifs, des kinésithérapeutes, des nutritionnistes et d'autres spécialistes, tous formés pour répondre aux besoins spécifiques des patients en état critique.
- **Prise en charge globale :** Au-delà de la simple surveillance, l'USI offre une approche holistique de la prise en charge, incluant des interventions chirurgicales, des traitements pharmacologiques avancés, une support nutritionnel adapté, ainsi que des soins psychologiques pour les patients et leurs familles.
- **Ambiance contrôlée :** L'environnement de l'USI est soigneusement régulé en termes de propreté, de niveau sonore et d'éclairage, afin de minimiser les stressors pour les patients et d'optimiser les conditions de guérison.
- **Éthique et communication :** En raison de la gravité des cas traités en USI, des questions éthiques complexes surgissent souvent. L'USI se caractérise donc par une communication transparente et respectueuse avec les patients et leurs proches, et une attention particulière est portée aux directives anticipées, au consentement éclairé et aux décisions concernant la fin de vie.

- **Recherche et innovation :** Les USI sont souvent à la pointe de la recherche médicale, explorant de nouvelles méthodes de traitement, des médicaments et des technologies pour améliorer les taux de survie et la qualité des soins pour les patients en état critique.

L'unité des Soins Intensifs est donc un espace unique en son genre, alliant expertise médicale et humanité, pour offrir une seconde chance à ceux qui en ont le plus besoin. C'est à la fois un symbole de l'avancée de la médecine moderne et un rappel constant de l'interconnexion fragile entre la vie, la mort et la science.

Chapitre 2 :
LES FONDAMENTAUX
DE L'INFIRMIER EN RÉANIMATION

Anatomie et physiologie : rappels essentiels

Pour bien comprendre l'importance et la complexité de l'unité des Soins Intensifs, il est crucial de posséder une solide connaissance des fondamentaux de l'anatomie et de la physiologie. Ces disciplines offrent une compréhension approfondie de la structure et du fonctionnement de notre corps, deux éléments inextricablement liés, et servent de base à tout ce qui est entrepris en USI.

1. Système respiratoire :
   - **Anatomie :** Composé des voies aériennes supérieures (nez, bouche, pharynx, larynx) et inférieures (trachée, bronches, poumons). Les alvéoles pulmonaires sont les petites poches d'air où se produit l'échange gazeux.
   - **Physiologie :** Assure l'oxygénation du sang par l'inhalation d'oxygène et l'exhalation de dioxyde de carbone. Le mécanisme respiratoire est régulé par le centre respiratoire situé dans le cerveau.

2. Système cardiovasculaire :
   - **Anatomie :** Le cœur est l'organe principal, agissant comme une pompe pour propulser le sang à travers un réseau complexe de vaisseaux (artères, veines et capillaires).
   - **Physiologie :** Fournit l'oxygène et les nutriments essentiels à chaque cellule du corps tout en éliminant les déchets comme le dioxyde de carbone et l'urée.

3. Système rénal :
  - **Anatomie :** Composé principalement des reins, des uretères, de la vessie et de l'urètre.
  - **Physiologie :** Filtrer et éliminer les déchets du sang, réguler l'équilibre hydrique et électrolytique, et produire l'urine.

4. Système nerveux :
  - **Anatomie :** Divisé en système nerveux central (cerveau et moelle épinière) et périphérique (nerfs et ganglions).
  - **Physiologie :** Régule et coordonne les activités du corps, détecte et interprète les stimuli externes et internes, et génère des réponses appropriées.

5. Système digestif :
  - **Anatomie :** Comprend la bouche, l'œsophage, l'estomac, l'intestin grêle, le gros intestin, le foie, la vésicule biliaire et le pancréas.
  - **Physiologie :** Transformation des aliments en nutriments absorbables pour fournir de l'énergie et soutenir la croissance cellulaire.

6. Système endocrinien :
  - **Anatomie :** Ensemble de glandes (thyroïde, parathyroïdes, glandes surrénales, pancréas, glande pituitaire, entre autres) qui produisent des hormones.
  - **Physiologie :** Régulation de diverses fonctions corporelles, telles que le métabolisme, la croissance, le développement, et la réponse au stress, à travers la sécrétion d'hormones.

7. Système immunitaire :
  - **Anatomie :** Comprend le thymus, la moelle osseuse, les ganglions lymphatiques, la rate et le réseau de vaisseaux lymphatiques.

- **Physiologie :** Protège le corps contre les infections et les maladies en reconnaissant et en éliminant les agents pathogènes.

En se plongeant dans ces systèmes et en comprenant leurs interrelations, on acquiert une appréciation profonde de la complexité du corps humain. Dans l'unité des Soins Intensifs, cette connaissance est essentielle. Les défaillances de l'un de ces systèmes peuvent avoir des répercussions en cascade, nécessitant une intervention rapide et spécialisée pour stabiliser le patient et favoriser la guérison.

Pathologies fréquentes en réanimation

La réanimation, étant au front de la prise en charge des cas médicaux les plus graves, traite une variété de pathologies. Qu'il s'agisse de conditions aiguës résultant d'un événement soudain ou de complications d'une maladie chronique, l'unité des Soins Intensifs est équipée pour gérer ces situations. Voici un aperçu des pathologies fréquemment rencontrées en réanimation :

1. Insuffisance respiratoire aiguë :
   - **Origines :** Pneumonie, œdème pulmonaire, exacerbation de la BPCO, asthme sévère, embolie pulmonaire, SDRA (syndrome de détresse respiratoire aiguë).

2. Choc et défaillances hémodynamiques :
   - **Origines :** Choc septique (du à une infection grave), choc cardiogénique (problèmes cardiaques), choc hémorragique (pertes sanguines importantes), choc anaphylactique (réaction allergique sévère).

3. Troubles neurologiques sévères :
- **Origines** : Accident vasculaire cérébral (AVC), traumatismes crâniens, méningite, encéphalite, épilepsie non maîtrisée.

4. Défaillance rénale aiguë :
- **Origines** : Glomérulonéphrite, néphrotoxicité (due à certains médicaments ou toxines), ischémie rénale, complications de pathologies systémiques.

5. Septicémie et infections sévères :
- **Origines** : Infections bactériennes, virales, fongiques ou parasitaires qui se propagent dans la circulation sanguine. Les sources courantes incluent la pneumonie, la méningite, les infections des voies urinaires ou les infections post-opératoires.

6. Traumatismes multiples :
- **Origines** : Accidents de la route, chutes de hauteur, traumatismes contondants, blessures par balle ou par arme blanche.

7. Complications post-opératoires :
- **Origines** : Complications post chirurgie cardiaque, transplantation, chirurgie majeure du thorax ou de l'abdomen, ou après une chirurgie présentant des risques de complications.

8. Défaillance d'organes multiples :
- **Origines** : Évolution de l'une des conditions précédentes ou en raison d'une septicémie, d'une grave inflammation ou d'une ischémie touchant plusieurs organes.

9. Troubles métaboliques et endocriniens graves :
- **Origines** : Acidocétose diabétique, coma hyperosmolaire, crise thyréotoxique (tempête thyroïdienne), crise addisonienne.

10. Intoxications aiguës :
- **Origines** : Overdoses médicamenteuses, ingestion de substances toxiques, intoxications au monoxyde de carbone.

Chaque patient en réanimation présente un ensemble unique de défis basés sur sa pathologie, son historique médical et ses besoins individuels. La prise en charge nécessite souvent une approche interdisciplinaire, combinant la médecine, la chirurgie, la pharmacologie, la physiothérapie, et d'autres spécialités pour offrir le meilleur soin possible.

Les paramètres vitaux : surveillance et interprétation

La surveillance des paramètres vitaux est fondamentale en réanimation. Ces mesures offrent un aperçu instantané de la stabilité et du bien-être physiologique du patient. Leur surveillance régulière et leur interprétation correcte permettent d'anticiper les complications, de guider les interventions et de suivre la progression du patient.

1. Fréquence cardiaque (FC) :
- **Surveillance :** À l'aide d'un moniteur cardiaque, d'un oxymètre de pouls ou manuellement à un point de pouls.
- **Interprétation :** Une FC élevée (tachycardie) peut indiquer une fièvre, une déshydratation, une hémorragie ou une réponse au stress. Une FC basse (bradycardie) peut être normale chez certains

individus, ou indiquer un problème cardiaque, une surdose médicamenteuse ou une augmentation de la pression intracrânienne.

2. Pression artérielle (PA) :
   - **Surveillance :** Avec un tensiomètre automatique ou un cathéter artériel pour une mesure invasive en continu.
   - **Interprétation :** Une hypertension peut signifier une douleur, une réponse au stress, ou une pathologie cardiaque. Une hypotension peut indiquer une hémorragie,
   - une défaillance cardiaque ou une septicémie.

3. Fréquence respiratoire (FR) :
   - **Surveillance :** Observation directe de la montée et descente de la cage thoracique ou via un capteur sur le moniteur patient.
   - **Interprétation :** Une FR élevée (tachypnée) peut être due à une détresse respiratoire, une acidose ou une fièvre. Une FR basse (bradypnée) pourrait indiquer une surdose médicamenteuse, une fatigue respiratoire ou une altération neurologique.

4. Température :
   - **Surveillance :** Thermomètre auriculaire, buccal, rectal ou cutané.
   - **Interprétation :** La fièvre suggère souvent une infection, une inflammation ou une réponse à certains médicaments. Une température basse (hypothermie) peut résulter d'une exposition au froid, d'une septicémie ou d'une insuffisance surrénalienne.

5. Saturation en oxygène (SpO2) :
   - **Surveillance :** Via un oxymètre de pouls placé généralement sur le doigt, l'oreille ou le pied.

- **Interprétation :** Une faible SpO2 indique une hypoxémie, pouvant être due à une insuffisance respiratoire, une embolie pulmonaire, ou un shunt cardiaque.

6. Échelle de douleur :
   - **Surveillance :** À travers des échelles standardisées ou simplement en interrogeant le patient.
   - **Interprétation :** La douleur peut influencer d'autres paramètres vitaux, et sa prise en charge est essentielle pour le confort et la récupération.

7. État de conscience :
   - **Surveillance :** Via l'échelle de Glasgow ou l'évaluation AVPU (Alerte, Réponse à la Voix, Réponse à la Douleur, Non Réactif).
   - **Interprétation :** Une altération peut indiquer une lésion cérébrale, une intoxication, une hypoxie, une hypoglycémie, entre autres.

La régularité et la précision dans la surveillance de ces paramètres sont essentielles. Une variation rapide ou inattendue de l'un de ces signes vitaux peut être le premier indice d'une complication imminente, nécessitant une intervention immédiate. En réanimation, où chaque seconde compte, la maîtrise de la surveillance et de l'interprétation des paramètres vitaux est une compétence inestimable.

Chapitre 3 :
LES TECHNIQUES
ET INTERVENTIONS SPÉCIFIQUES

Voies d'administration
et gestion des cathéters

En unité de soins intensifs, la rapidité et l'efficacité de l'administration des médicaments et autres solutions peuvent être essentielles à la survie d'un patient. Cela nécessite une connaissance approfondie des différentes voies d'administration et une maîtrise impeccable de la gestion des cathéters.

1. Voies d'administration :
- **Voie orale :** Bien que souvent préférée pour sa simplicité, elle peut ne pas être possible en raison de l'état du patient (coma, intubation) ou de la nature du médicament.
- **Voie intraveineuse (IV) :** Elle offre un accès direct à la circulation sanguine, permettant une action rapide des médicaments.
- **Voie intraosseuse (IO) :** Utilisée lorsqu'un accès intraveineux rapide est nécessaire mais difficile à obtenir. Elle implique l'insertion d'une aiguille dans la moelle osseuse.
- **Voie sous-cutanée :** Principalement pour l'administration d'insuline ou d'anticoagulants.
- **Voie intramusculaire :** Permet une absorption plus lente du médicament par rapport à l'IV.
- **Voie transdermique :** À l'aide de patchs qui libèrent le médicament dans la circulation sanguine à travers la peau.

- **Voie inhalée :** Pour les médicaments destinés à agir directement sur les voies respiratoires, comme les bronchodilatateurs.

2. Gestion des cathéters :
  - Cathéter veineux périphérique :
    - **Insertion :** Choix du site en fonction de l'anatomie du patient et de la durée prévue de l'infusion.
    - **Soins :** Changement régulier, surveillance des signes d'infection ou de phlébite, maintien d'une asepsie stricte.
  - Cathéter veineux central (CVC) :
    - **Insertion :** Sous guidage échographique pour réduire les complications. Sites courants: veine jugulaire interne, veine sous-clavière et veine fémorale.
    - **Soins :** Pansement stérile, surveillance des signes d'infection, vérification régulière de la position par radiographie.
  - Cathéter artériel :
    - **Insertion :** Souvent dans l'artère radiale ou fémorale, pour surveiller la pression artérielle ou prélever des échantillons sanguins.
    - **Soins :** Surveillance de la perfusion distale, maintien de la stérilité, vérification de la courbe de pression.
  - Cathéter Swan-Ganz ou cathéter de thermodilution :
    - **Insertion :** Mesure les pressions cardiaques et la saturation en oxygène mixte.
    - **Soins :** Calibration régulière, surveillance des paramètres hémodynamiques, prévention des infections.
  - Cathéter pour dialyse :
    - **Insertion :** Pour l'hémodialyse ou la filtration glomérulaire continue.

- **Soins :** Surveillance des signes d'infection, évaluation de la fonction du cathéter, maintien de l'asepsie.

La gestion des cathéters en réanimation nécessite une formation approfondie et une mise à jour régulière des compétences pour prévenir les complications. La manipulation appropriée, la surveillance rigoureuse et la compréhension de chaque type de cathéter sont essentielles pour garantir la sécurité et le bien-être des patients.

Assistance respiratoire : de la ventilation non-invasive à l'intubation

En réanimation, lorsque les poumons d'un patient ne peuvent fournir suffisamment d'oxygène au corps ou éliminer correctement le dioxyde de carbone, une assistance respiratoire peut être vitale. L'évolution de la prise en charge des patients nécessitant un soutien respiratoire a considérablement progressé au fil des décennies, allant de méthodes moins invasives à des interventions plus complexes comme l'intubation.

1. Ventilation non-invasive (VNI) :
- **Objectif et indications :** La VNI permet de soutenir la fonction respiratoire sans avoir à insérer un tube dans la trachée. Elle est souvent utilisée pour les exacerbations de la BPCO, l'œdème pulmonaire cardiogénique et certains types de pneumonie.
- CPAP (Continuous Positive Airway Pressure) :
  - Il s'agit d'une pression positive continue qui maintient les voies respiratoires ouvertes, couramment utilisée pour traiter l'apnée du sommeil et l'œdème pulmonaire.

- BiPAP (Bilevel Positive Airway Pressure) :
  - Contrairement au CPAP, le BiPAP offre des pressions d'inspiration et d'expiration différentes, permettant un meilleur soutien pour ceux qui ont du mal à expirer contre une pression positive.

2. Indications à l'intubation :
Les raisons pour lesquelles un patient pourrait nécessiter une intubation incluent une détresse respiratoire aiguë, une protection des voies respiratoires (par exemple, lors d'une chirurgie), une incapacité à éliminer le CO_2 ou une hypoventilation.

3. Procédure d'intubation :
- **Préparation :** Assurer un accès veineux, administrer une sédation et des analgésiques appropriés, et parfois des agents paralysants. Positionner le patient en "sniffing position" (position d'olfaction).
- **Technique :** Avec l'aide d'un laryngoscope, le médecin visualise les cordes vocales et insère le tube endotrachéal. La confirmation de la position est vitale, généralement effectuée avec une capnographie et une auscultation.
- **Complications potentielles :** Elles incluent un tube mal positionné, une lésion des cordes vocales, une intubation œsophagienne, ou une pneumothorax.

4. Ventilation mécanique :
Après intubation, le patient est souvent connecté à un ventilateur mécanique qui peut être réglé selon différents modes selon les besoins du patient, comme la ventilation assistée/contrôlée (VAC) ou la ventilation à volume ou pression prédéfinie.

5. Sevrage et extubation :
Le sevrage est le processus de réduction progressive de la dépendance du patient à la ventilation mécanique. Il doit

être soigneusement planifié et exécuté. L'extubation, ou retrait du tube, intervient lorsque le patient est capable de respirer efficacement par lui-même.

La prise en charge de la détresse respiratoire est complexe et nécessite une coordination entre médecins, infirmiers, kinésithérapeutes respiratoires et autres membres de l'équipe de soins. Une compréhension approfondie de l'évaluation respiratoire, des indications de chaque mode d'assistance et des possibles complications est essentielle pour garantir une prise en charge optimale en réanimation.

Gestion des complications et situations d'urgence

En unité de soins intensifs, chaque instant peut basculer vers une situation d'urgence. Les infirmiers et l'ensemble du personnel médical doivent donc être préparés à intervenir rapidement et efficacement. Le succès dans la gestion des complications repose sur la capacité à reconnaître prématurément les signes avant-coureurs, à avoir une compréhension approfondie de l'étiologie potentielle et à mettre en œuvre un plan d'intervention approprié.

1. Arrêt cardiaque :
   - **Reconnaissance :** Absence de pouls, de conscience et de respiration.
   - **Intervention :** Commencement immédiat de la réanimation cardio-pulmonaire (RCP), défibrillation si indiqué, administration de médicaments selon le protocole ACLS (Advanced Cardiac Life Support).

2. Détresse respiratoire aiguë :
   - **Causes possibles :** Œdème pulmonaire, pneumothorax, embolie pulmonaire, aspiration.

- **Intervention** : Oxygénation, ajustements de ventilation, éventuellement intubation ou paracentèse thoracique.

3. Choc septique :
   - **Reconnaissance** : Hypotension, tachycardie, altération de la conscience, oligurie.
   - **Intervention** : Administration rapide de fluides, antibiotiques, surveillance hémodynamique, éventuellement vasopresseurs.

4. Saignements internes ou externes :
   - **Reconnaissance** : Hypotension, tachycardie, pâleur, anxiété, saignement visible.
   - **Intervention** : Arrêt du saignement, réanimation liquidienne, transfusion sanguine si nécessaire.

5. Complications neurologiques :
   - **Exemples** : AVC, hémorragie intracrânienne, hernie cérébrale.
   - **Intervention** : Stabilisation, tomodensitométrie, contrôle de la pression intracrânienne, chirurgie si nécessaire.

6. Complications métaboliques :
   - **Exemples** : Hyperkaliémie, hypoglycémie, acidose métabolique.
   - **Intervention** : Correction de l'anomalie à l'aide de médicaments, dialyse ou autres mesures correctives.

7. Complications liées à l'équipement :
   - **Exemples** : Déplacement du tube endotrachéal, obstruction du cathéter, dysfonctionnement du ventilateur.
   - **Intervention** : Réévaluation rapide de l'équipement, correction ou remplacement, surveillance continue.

8. Complications infectieuses :
- **Reconnaissance :** Fièvre, frissons, modifications des analyses de laboratoire, symptômes spécifiques à l'organe affecté.
- **Intervention :** Cultures, antibiotiques ciblés, mesures d'isolement.

Chaque complication ou urgence nécessite une approche systématique, guidée par une évaluation clinique complète et, souvent, par des tests diagnostiques rapides. La clé est une action rapide mais réfléchie, une communication efficace avec l'équipe et une mise à jour constante des compétences et des connaissances à travers la formation continue. Dans un environnement aussi dynamique que l'unité de soins intensifs, la préparation est essentielle.

Chapitre 4 :
L'ART DE LA COMMUNICATION
EN SOINS INTENSIFS

La communication
avec le patient intubé ou sous sédation

La capacité de communiquer est un besoin fondamental de l'être humain. Cependant, en réanimation, les patients intubés ou sous sédation se retrouvent souvent dans une situation où la parole leur est temporairement retirée. Pour l'infirmier, assurer une communication efficace avec ces patients est non seulement essentiel pour une prise en charge clinique optimale, mais aussi pour le bien-être émotionnel et psychologique du patient.

1. L'importance de la communication :
   * **Réduction de l'anxiété :** L'incapacité de parler ou de bouger librement peut générer un stress intense. Rassurer le patient en communiquant est primordial.
   * **Collecte d'informations :** Même sans parole, un patient peut fournir des informations vitales sur sa douleur, son inconfort ou d'autres besoins.

2. Les méthodes non verbales :
   * **Lecture des lèvres :** Si le patient est capable de bouger les lèvres sans émettre de son, la lecture labiale peut être une option.
   * **Langage des signes :** Des gestes simples, comme le pouce levé pour "oui" ou la tête secouée pour "non", peuvent être convenus.
   * **Tableau de communication :** Un tableau avec des mots, des lettres ou des symboles couramment utilisés pour que le patient puisse pointer.

- **Écriture :** Si le patient a suffisamment de force et de coordination, il peut écrire ses besoins ou ses questions.

3. Utilisation de la technologie :
   - **Tablettes ou smartphones :** Des applications spécifiques peuvent faciliter la communication, notamment les applications de synthèse vocale.
   - **Lumières ou sonnettes :** Un système simple pour alerter le personnel peut être mis en place.

4. Interprétation des signaux non verbaux :
   - **Expressions faciales :** Une grimace peut indiquer de la douleur, un froncement de sourcils de la confusion.
   - **Gestes :** Des gestes comme saisir sa poitrine peuvent signaler une douleur thoracique.
   - **Langage corporel :** L'agitation, le trépignement ou d'autres mouvements peuvent signifier un inconfort ou un besoin non comblé.

5. Assurer la présence humaine :
   - **Toucher :** Une main tenue, une caresse sur le front ou un simple toucher peut offrir réconfort et assurance.
   - **Parler :** Même si le patient ne peut pas répondre, lui parler régulièrement, lui expliquer ce qui se passe, jouer sa musique préférée ou diffuser la voix d'un être cher peut être réconfortant.

6. Préparation à la communication :
   - **Formation des soignants :** Les infirmiers devraient recevoir une formation spécifique pour communiquer avec des patients non verbaux.
   - **Implication de la famille :** Les proches peuvent souvent interpréter des signaux subtils que le personnel médical pourrait manquer.

La communication avec un patient intubé ou sous sédation est un défi, mais elle reste un aspect essentiel de la prise en charge en réanimation. Reconnaître le besoin du patient de s'exprimer et de comprendre, et mettre en œuvre des stratégies pour faciliter cette communication, peut grandement améliorer son expérience en soins intensifs.

Collaborer avec l'équipe médicale : médecins, aides-soignants, et autres professionnels

L'unité de soins intensifs est un environnement complexe où la vie des patients repose sur des interventions rapides, précises et coordonnées. Pour l'infirmier, travailler en étroite collaboration avec une équipe multidisciplinaire est fondamental. Cette collaboration garantit non seulement la sécurité du patient, mais aussi une prise en charge globale et optimale.

1. Comprendre les rôles :
   - **Médecins :** Ils établissent le diagnostic, définissent le plan de traitement et sont souvent le point central de la coordination des soins.
   - **Aides-soignants :** Ils assistent dans les soins de base, comme l'hygiène, la mobilisation et la nutrition.
   - **Autres professionnels :** Kinésithérapeutes, nutritionnistes, pharmaciens, psychologues, etc., apportent leurs expertises spécifiques pour une prise en charge complète.

2. Communication efficace :
   - **Transmissions ciblées :** Fournir des informations précises et pertinentes lors des transmissions pour assurer la continuité des soins.

- **Réunions multidisciplinaires :** Ces rencontres régulières permettent de discuter des cas complexes et d'assurer que tous les professionnels sont alignés.

3. Défendre les besoins du patient :
   - **Advocacy :** L'infirmier est souvent le principal défenseur du patient, s'assurant que ses besoins et préférences sont pris en compte.
   - **Anticipation :** Prévoir les besoins du patient et communiquer avec l'équipe pour que les ressources nécessaires soient mises en place.

4. Gestion des conflits :
   - **Reconnaissance :** Identifier rapidement un désaccord ou une tension pour y remédier.
   - **Négociation :** Trouver des solutions communes qui respectent l'expertise de chacun tout en priorisant le bien-être du patient.

5. Formation et éducation continues :
   - **Formations interprofessionnelles :** Apprendre ensemble favorise une meilleure compréhension des rôles de chacun.
   - **Ateliers et simulations :** Recréer des scénarios complexes pour s'entraîner à la collaboration en situation réelle.

6. Soutien mutuel :
   - **Bien-être de l'équipe :** Reconnaître que chaque membre de l'équipe peut ressentir du stress ou de la fatigue. Offrir du soutien et solliciter de l'aide si nécessaire.
   - **Feedback :** Un retour constructif permet à l'équipe de s'améliorer continuellement.

7. Documentation partagée :
- **Dossiers médicaux électroniques :** Assurer que l'information est mise à jour, accessible et compréhensible par tous les membres de l'équipe.
- **Protocoles et directives :** Disposer de directives claires et partagées garantit que tous les membres de l'équipe sont sur la même longueur d'onde.

La collaboration en unité de soins intensifs n'est pas simplement souhaitable ; elle est vitale. L'infirmier, au cœur de cette dynamique, doit non seulement exceller dans ses compétences propres, mais aussi savoir interagir, communiquer et collaborer avec une multitude de professionnels. C'est en tirant le meilleur de chaque expertise que les soins aux patients seront les plus efficaces.

Naviguer dans les situations difficiles : famille en deuil, annonces délicates

L'un des aspects les plus délicats du travail en unité de soins intensifs est la gestion des moments d'émotion intense, que ce soit en raison d'une nouvelle choquante, d'un pronostic sombre ou du décès d'un patient. Pour l'infirmier, cette navigation demande à la fois compassion, tact et compétence.

1. Comprendre les étapes du deuil :
- **Déni :** La première réaction est souvent l'incrédulité. Il est essentiel de donner à la famille le temps de traiter l'information.
- **Colère :** L'incompréhension peut mener à la colère. L'infirmier doit rester calme et apporter un soutien, sans prendre cette colère de manière personnelle.

- **Marchandage, dépression, acceptation :** Reconnaître ces étapes peut aider l'infirmier à offrir un soutien adapté.

2. Annoncer la nouvelle :
   - **Préparation :** Se préparer mentalement, choisir un lieu calme et privé, et s'assurer que le moment est approprié.
   - **Clarté et honnêteté :** Utiliser un langage simple, éviter le jargon médical, et être honnête sur le pronostic.
   - **Empathie :** Montrer de l'empathie, écouter plus que parler et permettre à la famille d'exprimer ses sentiments.

3. Gérer les réactions émotionnelles :
   - **Écoute active :** Prêter une oreille attentive, reconnaître les émotions de la famille et offrir du soutien.
   - **Rassurer sans donner de faux espoirs :** Il est crucial d'être réaliste tout en apportant du réconfort.

4. Impliquer l'équipe de soins :
   - **Intervention spécialisée :** Si disponible, faire appel à une équipe de soutien psychosocial ou à un travailleur social pour aider la famille.
   - **Débriefing :** Discuter avec l'équipe médicale pour s'assurer que tout le monde est informé de la situation et pour recevoir du soutien.

5. Respecter les rituels et croyances :
   - **Connaissance :** Se renseigner sur les croyances et rituels culturels ou religieux de la famille et les respecter dans la mesure du possible.
   - **Flexibilité :** Adapter les soins et le soutien en fonction des besoins de la famille.

6. Prendre soin de soi :
- **Reconnaître ses émotions :** Il est normal pour l'infirmier de ressentir de l'émotion. Il est essentiel de l'accepter et de trouver des moyens de la gérer.
- **Décompression :** Trouver des moments pour se détendre, discuter avec des collègues ou un professionnel, et pratiquer des techniques de relaxation.

7. Accompagnement dans le deuil :
- **Mémorial :** Si approprié, aider la famille à organiser un mémorial ou une cérémonie à l'hôpital.
- **Suivi :** Dans certains établissements, un suivi avec la famille peut être proposé pour offrir un soutien supplémentaire.

Les situations difficiles en unité de soins intensifs sont inévitables, mais avec une approche empathique, informée et bienveillante, l'infirmier peut faire une différence significative pour les patients et leurs familles.

Chapitre 5 :
LA GESTION ÉMOTIONNELLE
ET LE BIEN-ÊTRE

Comprendre le burn-out,
la fatigue compassionnelle
et le stress post-traumatique

L'unité de soins intensifs, avec sa cadence effrénée et ses situations souvent critiques, est un creuset où les émotions intenses bouillonnent. Pour les soignants, y travailler signifie non seulement faire face aux défis médicaux, mais aussi aux défis émotionnels et psychologiques. Trois phénomènes sont particulièrement notables : le burn-out, la fatigue compassionnelle et le stress post-traumatique.

Le **burn-out** est souvent évoqué dans le domaine médical. C'est cette sensation d'épuisement professionnel, où le soignant ressent une profonde fatigue, une démotivation croissante et une impression d'inefficacité. Au cœur de ce phénomène, il y a une perte de sens. Les tâches quotidiennes semblent insurmontables, la distance s'installe entre le professionnel et ses patients, et la passion qui animait auparavant s'éteint.

Liée mais distincte du burn-out, la **fatigue compassionnelle** survient lorsque le soignant, à force d'être exposé à la souffrance d'autrui, s'épuise émotionnellement. C'est comme si la capacité d'empathie, cette belle qualité qui fait de nombreux soignants d'excellents professionnels, devenait une double lame. À force de ressentir, de compatir, d'accompagner, une lourdeur s'installe. Les histoires des patients ne sont plus des anecdotes isolées, mais un poids cumulatif qui oppresse le cœur.

Et puis, il y a le **stress post-traumatique**. Dans les soins intensifs, il n'est pas rare d'être témoin de situations traumatisantes, de décès inattendus, de décisions lourdes de conséquences. Ces événements, même si on est formé pour les gérer, peuvent laisser des traces. Comme un écho lointain, ils reviennent sous forme de flashbacks, d'insomnies, ou d'une anxiété sourde.

Mais, comprendre ces phénomènes, c'est déjà faire un pas vers leur gestion. C'est reconnaître que la vulnérabilité n'est pas une faiblesse, mais une réalité humaine. Le soignant, dans sa quête d'aider, ne doit pas oublier de s'aider lui-même. Des stratégies peuvent être mises en place, qu'il s'agisse de trouver un équilibre entre vie professionnelle et personnelle, de parler avec des collègues ou de chercher un soutien professionnel.

La beauté du métier de soignant est dans ce don de soi, cette capacité à être là pour autrui. Mais pour continuer à donner, il faut aussi savoir se remplir, se ressourcer et, parfois, accepter que la douleur ressentie est le reflet d'une humanité profondément engagée.

Techniques de résilience et de self-care

Face aux réalités poignantes de l'unité de soins intensifs, il est impératif pour les soignants de développer des mécanismes de résilience et de pratiquer le self-care (soin de soi). Ces méthodes ne sont pas des signes de faiblesse, mais plutôt des outils pour préserver et renforcer la santé mentale, émotionnelle et physique.

1. Comprendre la résilience :
La résilience n'est pas l'absence d'émotion face à l'adversité, mais la capacité à rebondir après des situations difficiles. Elle implique de reconnaître ses émotions, de les traiter et de trouver des moyens de continuer à avancer.

2. Cultiver la pleine conscience (mindfulness) :
Pratiquer la méditation ou la pleine conscience permet de rester ancré dans le moment présent. Elle aide à distancer les émotions négatives, à mieux gérer le stress et à augmenter la tolérance à la douleur émotionnelle.

3. Établir des limites :
Apprendre à dire "non" ou à demander de l'aide est essentiel. Savoir reconnaître ses limites et se donner la permission de prendre des pauses est crucial pour la prévention du burn-out.

4. Soins physiques :
L'exercice, une alimentation équilibrée et un sommeil suffisant sont les fondements d'une bonne santé. Ils aident à combattre le stress, à améliorer l'humeur et à renforcer le système immunitaire.

5. Recherche de soutien :
Parler de ses expériences et émotions à des collègues, amis ou thérapeutes peut grandement aider. Les groupes de soutien, formels ou informels, offrent un espace sécurisé pour partager et se sentir compris.

6. Activités régénératrices :
Chacun doit trouver ce qui le ressource. Cela peut être la lecture, l'art, la musique, passer du temps avec des êtres chers, la nature, etc. Ces activités permettent de déconnecter, de se régénérer et de retrouver de l'énergie.

7. Journaling :
Écrire régulièrement permet d'exprimer ses pensées et ses émotions, de réfléchir sur les situations vécues et de trouver des solutions ou des perspectives nouvelles.

8. Formation continue :
Les formations en gestion du stress, communication ou encore en techniques de relaxation peuvent être très bénéfiques. Elles offrent des outils concrets pour affronter les défis du métier.

9. Célébrer les succès :
Même les petites victoires méritent d'être célébrées. Elles rappellent le but ultime de ce métier : aider et guérir.

10. La gratitude :
Pratiquer la gratitude, même dans les moments les plus sombres, a montré des effets positifs sur la santé mentale. Cela peut se faire mentalement, à l'écrit ou à haute voix.
La clé est de reconnaître que prendre soin de soi n'est pas un luxe, mais une nécessité. Dans un métier aussi exigeant que celui des soins intensifs, où l'on donne tant de soi, il est impératif de se rappeler qu'on ne peut pas puiser dans un puits à sec. La résilience et le self-care sont les moyens par lesquels on veille à ce que ce puits soit toujours approvisionné.

Le soutien entre pairs
et l'importance de la débriefing

Dans l'univers prenant des soins intensifs, les liens entre professionnels sont plus que jamais essentiels. Au-delà des protocoles et des techniques, l'humain reste au cœur de la profession. Dans cet environnement où les décisions sont lourdes de conséquences et où les émotions sont à fleur de peau, le soutien entre pairs et la pratique du débriefing se révèlent être des outils cruciaux.

1. La force du soutien entre pairs :
Le travail en unité de soins intensifs est intrinsèquement stressant. Les infirmiers, médecins et autres professionnels sont régulièrement témoins de situations éprouvantes. Dans ce contexte, pouvoir se tourner vers un collègue qui comprend la complexité de ces moments est inestimable.

- **Compréhension mutuelle :** Qui d'autre peut mieux comprendre la pression d'une intubation difficile, la tristesse de perdre un patient ou la frustration face à une situation compliquée qu'un collègue ayant vécu la même chose?
- **Échange de stratégies :** Discuter avec des pairs permet non seulement de partager des émotions, mais aussi des stratégies de coping, des astuces et des conseils.

2. L'importance du débriefing :
Le débriefing, souvent mené après des événements significatifs ou traumatisants, permet à l'équipe de se réunir pour discuter de la situation.

- **Exprimer et gérer les émotions :** Après un événement critique, il est crucial de pouvoir verbaliser ses ressentis, que ce soit la peur, la culpabilité, la colère ou autre.
- **Analyser la situation :** Le débriefing n'est pas seulement émotionnel. C'est aussi l'opportunité de revisiter les décisions prises, d'évaluer les actions et d'envisager des améliorations futures.
- **Renforcer la cohésion d'équipe :** Se retrouver ensemble, partager un moment de vulnérabilité, renforce les liens entre les membres de l'équipe. Cela crée un environnement de travail basé sur la confiance et le respect mutuel.

3. Mettre en place un soutien régulier :

Il ne faut pas attendre qu'une crise survienne pour se soutenir ou pratiquer le débriefing. Le mieux est de mettre en place des mécanismes réguliers, tels que :

- **Réunions d'équipe régulières :** Ces moments peuvent servir à discuter de cas, à partager des préoccupations ou à célébrer des succès.
- **Formation au débriefing :** Tous les membres de l'équipe devraient être formés à cette pratique, afin de pouvoir en bénéficier pleinement.
- **Création d'un environnement ouvert :** Encourager une culture où l'expression des émotions est acceptée et où les discussions sont encouragées.

Dans un domaine aussi exigeant que les soins intensifs, la solidarité et le soutien mutuel ne sont pas de simples atouts : ils sont vitaux. Ils permettent de garder un équilibre, de garantir une qualité de soins optimale et de veiller au bien-être de ceux qui sont en première ligne, jour après jour.

Chapitre 6 :
LES ÉTUDES DE CAS RÉELS :
L'APPRENTISSAGE PAR L'EXPÉRIENCE

Cas d'une défaillance respiratoire aiguë

En soins intensifs, une défaillance d'un organe ou système peut rapidement basculer vers un enchaînement de complications. La défaillance respiratoire aiguë, en particulier, est l'une des urgences médicales les plus courantes et les plus critiques qui nécessitent une intervention rapide et efficace.

1. Définition :
La défaillance respiratoire aiguë est définie par une incapacité des poumons à maintenir des niveaux adéquats d'oxygénation et/ou une élimination correcte du dioxyde de carbone. Elle peut être de type hypoxémique (manque d'oxygène) ou hypercapnique (excès de dioxyde de carbone).

2. Causes communes :
La défaillance respiratoire aiguë peut survenir pour diverses raisons, notamment :
- Pneumonie
- Œdème pulmonaire aigu
- Asthme sévère
- Embolie pulmonaire
- SDRA (syndrome de détresse respiratoire aiguë)
- Traumatisme thoracique
- Inhalation de fumées ou de produits chimiques

3. Signes cliniques :
Les symptômes peuvent varier selon la cause et la gravité, mais comprennent généralement :

- Dyspnée (difficulté à respirer)
- Cyanose (teinte bleutée de la peau, surtout autour des lèvres et des ongles)
- Tachypnée (respiration rapide)
- Utilisation des muscles accessoires pour respirer
- Altération de la conscience
- Sueurs

4. Prise en charge en unité de soins intensifs :
La rapidité et l'efficacité sont essentielles pour stabiliser un patient avec une défaillance respiratoire aiguë.

- **Évaluation initiale :** Comme pour toute urgence médicale, la première étape consiste en une évaluation ABCD (Airway, Breathing, Circulation, Disability) pour s'assurer que les voies respiratoires sont dégagées, évaluer la respiration, vérifier la circulation et évaluer le niveau de conscience.
- **Oxygénothérapie :** L'administration d'oxygène est souvent nécessaire pour augmenter l'apport en oxygène. Ceci peut être fait via un masque, une canule nasale, ou, dans les cas graves, via une ventilation mécanique.
- **Traitement spécifique :** La prise en charge dépendra de la cause sous-jacente de la défaillance. Cela peut inclure des médicaments, tels que des bronchodilatateurs pour l'asthme, des antibiotiques pour une pneumonie, ou des diurétiques pour un œdème pulmonaire.
- **Surveillance continue :** En soins intensifs, la surveillance est essentielle. Cela comprend la mesure régulière des gaz du sang, la surveillance de la saturation en oxygène, l'évaluation du travail respiratoire et l'écoute des poumons.

La défaillance respiratoire aiguë est une urgence médicale qui demande une expertise, une prise de décision rapide et une collaboration étroite entre tous les professionnels de santé. Dans l'unité de soins intensifs, l'objectif est non seulement de stabiliser le patient, mais aussi de traiter la cause sous-jacente afin d'éviter d'autres complications.

Gestion d'un choc septique

Le choc septique est l'une des urgences médicales les plus sévères et est souvent rencontré en soins intensifs. C'est une complication d'une infection qui peut conduire à des défaillances d'organes multiples et à la mort si elle n'est pas traitée rapidement et de manière appropriée. La compréhension et la prise en charge rapide de ce syndrome sont essentielles pour améliorer les taux de survie.

1. Compréhension du choc septique :
Le choc septique est déclenché par une infection qui conduit à une réponse inflammatoire systémique dans l'ensemble du corps. Cette réaction peut entraîner une diminution du débit cardiaque et une mauvaise perfusion des organes vitaux.

2. Signes et symptômes :
Ils peuvent varier, mais incluent souvent :
- Fièvre ou hypothermie
- Pouls rapide et faible
- Respiration rapide
- Pression artérielle basse malgré un traitement approprié
- Altération de la conscience
- Diminution de la diurèse
- Cyanose

3. Prise en charge initiale :
- **Réanimation volémique :** Il est crucial d'administrer rapidement des fluides intraveineux pour augmenter le débit cardiaque et la perfusion des organes.
- **Antibiothérapie :** Des antibiotiques doivent être administrés le plus tôt possible après la collecte de cultures pour combattre la cause sous-jacente de l'infection.
- **Maintien de la perfusion :** Dans les cas où la pression artérielle ne répond pas à la réanimation volémique, des médicaments vasopresseurs, tels que la norépinéphrine, peuvent être nécessaires.

4. Surveillance et soutien des organes :
- **Surveillance hémodynamique :** Le monitorage invasif, comme un cathéter artériel ou un cathéter Swan-Ganz, peut être nécessaire pour évaluer la pression artérielle, le débit cardiaque et d'autres paramètres.
- **Soutien respiratoire :** Beaucoup de patients en choc septique nécessitent une ventilation mécanique due à une détresse respiratoire ou une protection des voies aériennes.
- **Soutien rénal :** Dans les cas de défaillance rénale, une épuration extrarénale, comme une dialyse, peut être requise.
- **Équilibrage glycémique :** Le contrôle de la glycémie est essentiel, car des niveaux élevés ou instables peuvent aggraver le tableau.

5. Approche globale :
- **Recherche de la source :** Identifier et traiter la source de l'infection est fondamental. Cela peut nécessiter une chirurgie, par exemple pour drainer un abcès.
- **Surveillance des paramètres de laboratoire :** Les lactates sanguins, les numérations globulaires

complètes, les cultures et les bilans biochimiques sont essentiels pour évaluer la sévérité et guider le traitement.

La gestion du choc septique est un défi qui exige une reconnaissance précoce, une intervention rapide et une approche multidisciplinaire. Avec une prise en charge adéquate, les chances de survie des patients peuvent être grandement améliorées. Mais il est crucial de garder à l'esprit que chaque minute compte, et que la coordination entre infirmiers, médecins et autres professionnels de santé est essentielle pour assurer le meilleur résultat pour le patient.

Intervenir dans un cas d'insuffisance rénale aiguë

L'insuffisance rénale aiguë (IRA) est une condition où les reins perdent soudainement leur capacité à filtrer les déchets du sang. Elle peut se développer en quelques heures ou quelques jours et peut être fatale si elle n'est pas traitée rapidement. En soins intensifs, la prise en charge de l'IRA nécessite une attention et une expertise particulières.

1. Comprendre l'insuffisance rénale aiguë :
L'IRA peut résulter de multiples facteurs, y compris une baisse du débit sanguin vers les reins, des lésions rénales directes ou un blocage du flux d'urine.

2. Causes courantes :
* Hypovolémie
* Choc septique
* Médicaments néphrotoxiques
* Glomérulonéphrite
* Obstruction des voies urinaires, comme avec des calculs rénaux
* Ischémie rénale

3. Reconnaître les signes et symptômes :
  - Diminution de la diurèse (production d'urine)
  - Gonflement des jambes, chevilles ou pieds
  - Fatigue ou confusion
  - Nausée
  - Douleurs thoraciques ou essoufflement
  - Hyperkaliémie (taux élevé de potassium dans le sang)

4. Prise en charge en unité de soins intensifs :
  - **Rétablir la perfusion rénale :** Si l'IRA est due à une hypovolémie ou à un choc, l'administration de fluides intraveineux et/ou de médicaments pour soutenir la pression artérielle peut être nécessaire.
  - **Éviter les médicaments néphrotoxiques :** Certains médicaments peuvent aggraver l'IRA, il est donc crucial d'évaluer tous les médicaments administrés et de les ajuster en conséquence.
  - **Surveillance attentive :** La mesure régulière de la diurèse, des électrolytes sanguins, de la créatinine et de l'urée est essentielle pour évaluer la fonction rénale et guider le traitement.
  - **Traitement des déséquilibres électrolytiques :** Les déséquilibres, en particulier une hyperkaliémie, peuvent être mortels et nécessitent une intervention rapide.
  - **Support rénal :** Dans les cas graves où les reins ne reprennent pas rapidement leur fonction, une épuration extrarénale temporaire, telle que la dialyse ou l'hémofiltration, peut être nécessaire.

5. Collaborer avec des spécialistes :
Une consultation néphrologique précoce est souvent indiquée pour guider le traitement et prendre des décisions concernant des interventions plus invasives comme la dialyse.

L'insuffisance rénale aiguë en soins intensifs nécessite une prise en charge multidisciplinaire, une surveillance rapprochée et une intervention rapide. L'accent doit être mis sur la prévention, le traitement de la cause sous-jacente et le soutien de la fonction rénale. Grâce à une intervention et une collaboration appropriées, de nombreux cas d'IRA peuvent être réversibles, permettant une récupération de la fonction rénale.

Chapitre 7 :
ÉQUIPEMENTS ET TECHNOLOGIES EN SOINS INTENSIFS

Machines de ventilation et moniteurs

En soins intensifs, la ventilation mécanique est souvent vitale pour soutenir les patients en détresse respiratoire ou pour protéger leurs voies respiratoires. Les machines de ventilation et les moniteurs associés sont des éléments centraux de cette intervention. Comprendre leur fonctionnement, leurs modes et les paramètres qu'ils surveillent est essentiel pour tout professionnel travaillant en réanimation.

1. Introduction à la ventilation mécanique :
La ventilation mécanique est une méthode qui permet de remplacer ou de soutenir la fonction respiratoire d'un patient en utilisant une machine pour fournir un mélange d'air et d'oxygène directement dans les poumons.

2. Les machines de ventilation :
- **Ventilateurs à volume constant :** Ils délivrent un volume d'air défini à chaque respiration, quelles que soient les variations de pression.
- **Ventilateurs à pression constante :** Ils délivrent l'air à une pression définie, et le volume peut varier en fonction de la compliance pulmonaire et de la résistance des voies respiratoires.
- **Ventilateurs hybrides :** Ils combinent les caractéristiques des deux précédents, permettant une plus grande flexibilité dans le traitement.

3. Modes de ventilation courants :
- **Volume controlé (VC) :** Un volume prédéfini est administré à chaque respiration.
- **Pression controlée (PC) :** La machine délivre l'air jusqu'à atteindre une pression définie.
- **Assistance/respiration contrôlée (A/C) :** Permet à la fois des respirations spontanées et mécaniques.
- **Support de pression (PS) :** Assiste chaque respiration spontanée du patient en offrant un support de pression prédéfini.
- **Ventilation à haute fréquence :** Utilise des respirations très rapides et de faible volume pour oxygéner les poumons tout en minimisant les dommages.

4. Moniteurs associés :
Le suivi en temps réel du patient ventilé est crucial pour garantir une ventilation efficace et sécuritaire.
- **Mesure du volume courant :** Quantité d'air délivrée à chaque respiration.
- **Pression des voies respiratoires :** Indique la pression dans les poumons pendant la ventilation.
- **Fréquence respiratoire :** Nombre de respirations par minute, qu'elles soient initiées par le patient ou la machine.
- **Capnographie :** Mesure la concentration de CO_2 exhalé, essentielle pour évaluer la ventilation alvéolaire.
- **Saturation en oxygène (SpO2) :** Mesure le pourcentage d'hémoglobine liée à l'oxygène dans le sang, reflétant l'efficacité de l'oxygénation.

5. Aspects pratiques et sécurité :
- **Alarmes :** Toutes les machines de ventilation sont équipées d'alarmes pour signaler des déviations par rapport aux paramètres définis, des déconnexions ou des obstructions.

- **Maintenance et vérifications** : Des contrôles réguliers et une maintenance préventive sont essentiels pour garantir le bon fonctionnement de ces machines vitales.
- **Éducation et formation** : Tout professionnel travaillant en soins intensifs doit être formé à l'utilisation, à la surveillance et à la détection rapide des problèmes liés aux ventilateurs.

La ventilation mécanique est un pilier de la prise en charge en soins intensifs. Maîtriser la technologie, comprendre les divers modes de ventilation et interpréter les données des moniteurs sont des compétences essentielles pour assurer la sécurité et l'efficacité du traitement. Une collaboration étroite entre médecins, infirmiers, thérapeutes respiratoires et techniciens est essentielle pour optimiser les soins aux patients ventilés.

Les équipements
de monitorage hémodynamique

Le monitorage hémodynamique est essentiel pour évaluer et guider la prise en charge des patients gravement malades en unité de soins intensifs. Il offre une fenêtre en temps réel sur le fonctionnement cardiovasculaire du patient, permettant des interventions rapides et ciblées en réponse aux changements hémodynamiques.

1. Introduction au monitorage hémodynamique :
La surveillance hémodynamique permet de suivre les paramètres vitaux liés à la circulation sanguine et à la fonction cardiaque.

2. Moniteurs non invasifs :
- **Moniteur de pression artérielle non invasive (PANI)** : Mesure régulièrement la pression artérielle grâce à un brassard gonflable.
- **Oxymétrie de pouls (SpO2)** : Évalue la saturation en oxygène du sang à l'aide d'un capteur placé généralement au bout du doigt.
- **Électrocardiographie (ECG)** : Surveille l'activité électrique du cœur, permettant de détecter les arythmies et d'autres anomalies cardiaques.

3. Moniteurs invasifs :
- **Cathéter artériel** : Habituellement placé dans l'artère radiale ou fémorale, il permet une mesure continue de la pression artérielle et facilite les prélèvements sanguins.
- **Swan-Ganz ou cathéter à ballonnet de l'artère pulmonaire** : Introduit à travers une veine centrale et avancé dans l'artère pulmonaire, il mesure la pression artérielle pulmonaire, la pression veineuse centrale (PVC) et le débit cardiaque.

4. Moniteurs avancés :
- **Cardiométrie par contrecoup (PICCO)** : Combinaison de la cathétérisation artérielle et des techniques de thermodilution pour estimer le débit cardiaque et d'autres paramètres.
- **Doppler oesophagien** : Utilise les ultrasons pour estimer le débit cardiaque et visualiser le flux sanguin dans les principales cavités cardiaques.
- **Monitorage par bio-impédance ou bioreactance** : Mesure les variations de la résistance électrique du thorax pour estimer le volume sanguin et le débit cardiaque.

5. Interprétation et application :
- **Équilibrage du volume :** Utilisation des données hémodynamiques pour guider la réanimation liquidienne, l'utilisation de vasopresseurs ou d'inotropes.
- **Évaluation de la fonction cardiaque :** Détection des défaillances cardiaques et guidage des interventions pour soutenir le cœur.
- **Surveillance après chirurgie cardiaque :** Suivi postopératoire pour détecter les complications et ajuster les thérapies.

6. Sécurité et précautions :
- **Complications potentielles :** Il est essentiel de surveiller les sites d'insertion des cathéters pour éviter les infections, les hémorragies ou les thromboses.
- **Alarmes :** Les moniteurs sont dotés d'alarmes qui se déclenchent lors de déviations par rapport à des paramètres définis, permettant une intervention rapide.
- **Formation :** Les infirmiers en soins intensifs doivent être formés à l'utilisation, à la surveillance et à la détection rapide des problèmes liés aux dispositifs de monitorage hémodynamique.

Le monitorage hémodynamique est une pierre angulaire de la prise en charge des patients en soins intensifs. Il nécessite une compréhension approfondie des paramètres surveillés, des compétences techniques pour l'installation et la maintenance des équipements, et une capacité à interpréter et à agir sur les données en temps réel pour assurer la meilleure prise en charge possible du patient.

Innovations technologiques et télémédecine

Dans le paysage médical en constante évolution des soins intensifs, la technologie joue un rôle sans précédent dans l'amélioration des soins aux patients et la facilitation de la collaboration entre professionnels de santé. L'ère numérique a vu naître la télémédecine, fusionnant expertise médicale et technologie pour élargir la portée des soins, surtout dans des situations où la proximité physique est difficile.

1. Introduction aux innovations technologiques en réanimation :
Les avancées technologiques ont profondément modifié la prise en charge des patients en soins intensifs, en offrant des outils plus précis pour le diagnostic, le traitement et la surveillance.

2. Dossiers médicaux électroniques (DME) :
- **Centralisation de l'information :** Les DME rassemblent toutes les informations sur le patient en un seul endroit, améliorant l'efficacité et la sécurité des soins.
- **Interactivité :** Ils permettent une mise à jour en temps réel, des alertes pour les professionnels de santé et une analyse approfondie des données du patient.

3. Dispositifs de surveillance à distance :
- **Moniteurs connectés :** Ces appareils envoient des données vitales à un emplacement centralisé, permettant une surveillance constante, même à distance.
- **Applications mobiles :** Elles permettent aux professionnels de santé de surveiller les patients à distance, de recevoir des alertes et de consulter des informations cruciales à tout moment.

4. Télémédecine en réanimation :
- **Consultations virtuelles :** Les experts peuvent intervenir, offrant des avis spécialisés sans être physiquement présents à côté du patient.
- **Surveillance à distance :** Les centres de télémédecine peuvent surveiller plusieurs patients dans différents endroits, garantissant que les anomalies sont rapidement identifiées et traitées.
- **Éducation et formation :** La télémédecine offre des opportunités de formation continue pour le personnel, avec des webinaires, des simulations virtuelles et d'autres ressources.

5. Intelligence artificielle (IA) et analyse de données :
- **Prédiction des complications :** Des algorithmes d'IA peuvent analyser les données des patients pour identifier ceux à risque de complications.
- **Assistance au diagnostic :** L'IA peut aider à détecter des anomalies dans les images médicales ou les tracés ECG, par exemple.
- **Optimisation de la prise en charge :** L'analyse de grandes quantités de données peut guider les décisions thérapeutiques pour maximiser les chances de succès.

6. Défis et considérations éthiques :
- **Sécurité des données :** La centralisation des données pose des questions de confidentialité et de sécurité.
- **Fiabilité :** L'adoption de nouvelles technologies nécessite une vérification minutieuse pour s'assurer de leur fiabilité.
- **Accès et inégalités :** Il est essentiel de veiller à ce que les avantages de la télémédecine et des innovations technologiques bénéficient à tous les

patients, indépendamment de leur situation géographique ou socio-économique.

L'intégration d'innovations technologiques dans les soins intensifs a transformé la manière dont les soins sont fournis. Si elles offrent d'énormes avantages, ces technologies nécessitent une formation continue, une évaluation constante et une attention particulière aux questions éthiques. Le défi réside dans la manière d'intégrer ces outils pour améliorer les soins tout en garantissant la sécurité, l'éthique et l'équité pour tous les patients.

Chapitre 8 :
PHARMACOLOGIE EN RÉANIMATION

Médicaments couramment utilisés en soins intensifs

La complexité de la prise en charge des patients en soins intensifs nécessite l'utilisation de nombreux médicaments, souvent puissants, pour traiter, stabiliser ou soutenir des fonctions corporelles vitales. Cette gamme de médicaments est vaste, répondant à une multitude de besoins cliniques.

1. Introduction aux médicaments en réanimation :
Les médicaments utilisés en soins intensifs sont essentiels pour répondre aux situations aiguës, aux défaillances d'organes et pour maintenir ou stabiliser les paramètres vitaux.

2. Agents cardiovasculaires :
*   **Vasopresseurs (noradrénaline, adrénaline) :** Utilisés pour augmenter la pression artérielle en cas d'hypotension sévère.
*   **Inotropes (dobutamine, milrinone) :** Améliorent la contractilité cardiaque.
*   **Antihypertenseurs (nitroprussiate, labétalol) :** Utilisés pour réduire la pression artérielle élevée.

3. Médicaments respiratoires :
*   **Bronchodilatateurs (salbutamol, ipratropium) :** Dilatent les voies respiratoires en cas de bronchospasme.
*   Corticostéroïdes (hydrocortisone, méthylprednisolone) : Réduisent l'inflammation pulmonaire.

4. Agents neurologiques et sédation :
   - **Sédatifs (midazolam, propofol) :** Utilisés pour la sédation en cas d'intubation ou d'agitation.
   - **Anticonvulsivants (phénytoïne, levetiracetam) :** Pour traiter ou prévenir les crises épileptiques.
   - Analgésiques (morphine, fentanyl) : Pour le soulagement de la douleur.

5. Agents rénaux et électrolytiques :
   - Diurétiques (furosémide, mannitol) : Aident à éliminer l'excès de liquide.
   - Suppléments et correcteurs électrolytiques (chlorure de potassium, bicarbonate de sodium) : Corrigent les déséquilibres électrolytiques.

6. Médicaments anti-infectieux :
   - **Antibiotiques (céfazoline, meropenem) :** Pour traiter une variété d'infections bactériennes.
   - Antifongiques (fluconazole, anfotericine B) : Pour traiter les infections fongiques.
   - Antiviraux (acyclovir, oseltamivir) : Pour les infections virales.

7. Médicaments gastro-intestinaux :
   - **Antiulcéreux (oméprazole, ranitidine) :** Protègent la muqueuse gastrique et préviennent les ulcères de stress.
   - **Prokinétiques (métoclopramide) :** Facilitent la motilité gastro-intestinale.

8. Médicaments endocriniens :
   - **Insuline :** Pour réguler la glycémie.
   - **Hormones thyroïdiennes :** Dans certains cas de dysfonction thyroïdienne.

9. Anticoagulants et hémostatiques :
   - **Héparine, warfarine :** Empêchent la coagulation.

- **Protamine :** Antidote à l'héparine.
- **Facteurs de coagulation :** En cas de saignements ou de coagulopathies.

La maîtrise des médicaments en soins intensifs est cruciale pour le personnel soignant. Chaque agent a ses propres indications, contre-indications, interactions et effets secondaires. Une utilisation judicieuse, basée sur une compréhension approfondie, garantit une prise en charge optimale et minimise les risques associés à la médication.

Administration et gestion des effets secondaires

L'administration efficace des médicaments est une composante essentielle des soins en réanimation. Toutefois, en raison de la puissance et de la complexité des médicaments utilisés, la surveillance et la gestion des effets secondaires est tout aussi cruciale pour garantir la sécurité et le bien-être des patients.

1. Introduction :
La gestion des médicaments en soins intensifs va au-delà de la simple administration. Elle implique une surveillance constante des réponses des patients, la détection précoce des effets indésirables et l'intervention rapide pour atténuer ces effets.

2. Protocoles d'administration :
- **Vérification pré-administration :** S'assurer que le bon médicament est donné au bon patient, à la bonne dose, par la bonne voie, et au bon moment.
- **Techniques d'administration :** Les connaissances spécifiques nécessaires pour administrer des

médicaments par diverses voies, comme l'intraveineuse, l'orale, ou l'inhalée.
- **Suivi post-administration :** La surveillance immédiate après l'administration pour détecter tout signe de réaction.

3. Effets secondaires courants :
- **Réactions allergiques :** Symptômes comme éruptions cutanées, œdème, dyspnée, ou choc anaphylactique.
- **Toxicités organes-spécifiques :** Par exemple, néphrotoxicité avec certains antibiotiques ou cardiotoxicité avec certains médicaments.
- **Effets sur le système nerveux central :** Somnolence, vertiges ou agitation avec certains analgésiques ou sédatifs.

4. Prévention des effets secondaires :
- **Titration :** Ajuster la dose pour obtenir l'effet souhaité sans effets secondaires.
- **Monitorage thérapeutique :** Utiliser des tests de laboratoire pour surveiller les niveaux de médicaments, en particulier ceux avec une faible marge thérapeutique.
- **Éducation du patient :** Informer les patients (quand possible) et leurs familles des effets secondaires potentiels pour une détection précoce.

5. Interventions en cas d'effets secondaires :
- **Ajustement de la dose :** Réduire ou augmenter la dose selon la situation.
- **Antidotes :** Certains médicaments ont des antidotes spécifiques pour contrer leurs effets.
- **Support symptomatique :** Par exemple, administrer des antihistaminiques pour une réaction allergique.

6. Implications psychologiques et émotionnelles :
- **Anxiété et confusion :** Certains médicaments peuvent induire des états mentaux altérés. La reconnaissance et l'atténuation de ces effets sont cruciales.
- **Communication :** Expliquer à la famille et au patient (si possible) les raisons des changements d'humeur ou de comportement dus aux médicaments.

7. Collaboration interprofessionnelle :
- **Rôle du pharmacien :** Les pharmaciens sont d'inestimables alliés pour aider à optimiser l'administration des médicaments, fournir des informations sur les interactions médicamenteuses et conseiller sur la gestion des effets secondaires.
- **Équipes interdisciplinaires :** La collaboration entre infirmiers, médecins, pharmaciens, et autres professionnels de santé est essentielle pour une gestion médicamenteuse optimale.

La gestion des effets secondaires en soins intensifs nécessite une surveillance rigoureuse, une intervention rapide et une collaboration étroite entre professionnels de santé. Chaque médicament a le potentiel d'apporter un bienfait thérapeutique, mais il est essentiel de peser ces avantages contre les risques potentiels. L'objectif principal est toujours d'assurer la sécurité, le confort et le bien-être du patient.

Antibioprophylaxie et gestion des infections

L'un des défis majeurs en réanimation est la prévention et la gestion des infections. L'antibioprophylaxie, l'utilisation d'antibiotiques pour prévenir les infections, joue un rôle essentiel à cet égard. Cependant, la bonne approche nécessite une balance délicate entre la prévention des infections et la limitation de la résistance aux antibiotiques.

1. Introduction :

L'environnement des soins intensifs est particulièrement propice aux infections : patients gravement malades, interventions invasives fréquentes, et un taux élevé d'utilisation d'antibiotiques. D'où l'importance de l'antibioprophylaxie et une gestion efficace des infections.

2. Principes de l'antibioprophylaxie :
- **Ciblage :** L'antibioprophylaxie n'est pas universelle; elle est utilisée pour des situations ou des procédures spécifiques à haut risque d'infection.
- **Durée :** Elle est généralement de courte durée pour limiter le développement de résistances.
- **Choix de l'antibiotique :** L'antibiotique doit être efficace contre les agents pathogènes les plus probables pour la procédure ou la situation concernée.

3. Situations nécessitant une antibioprophylaxie :
- **Chirurgies à haut risque :** Par exemple, interventions cardiovasculaires, transplantations.
- **Traumatismes graves :** Fractures ouvertes, traumatismes cranio-cérébraux.
- Insertion de dispositifs médicaux invasifs : Cathéters centraux, drains.

4. Reconnaissance et surveillance des infections :
- **Signes cliniques :** Fièvre, leucocytose, modifications de la pression artérielle.
- **Examen microbiologique :** Hémocultures, cultures d'urine, cultures de liquides corporels.

5. Gestion des infections avérées :
- **Initiation rapide du traitement** : L'administration rapide d'antibiotiques est souvent vitale.
- **Thérapie adaptative** : Ajustement du traitement basé sur la sensibilité des agents pathogènes identifiés.
- **Thérapie séquentielle** : Passage d'une thérapie intraveineuse à une thérapie orale dès que le patient est stable.

6. Prévention des infections associées aux soins :
- **Hygiène des mains** : La mesure la plus simple et efficace pour prévenir la transmission d'infections.
- **Précautions d'isolement** : En cas de patients infectés ou colonisés par des agents pathogènes résistants.

7. Problématique des bactéries multi-résistantes :
- **Surveillance** : La détection rapide de la colonisation ou de l'infection par des souches résistantes est essentielle.
- **Stratégies de contrôle** : Isolement des patients, désinfection renforcée, et limitation de l'utilisation d'antibiotiques à large spectre.

8. Éducation et formation :
- **Équipe médicale** : Sensibilisation aux bonnes pratiques d'hygiène, aux protocoles d'antibioprophylaxie, et à la gestion des antibiotiques.
- **Patients et familles** : Sensibilisation à l'importance de l'hygiène des mains et à la reconnaissance des signes d'infection.

L'antibioprophylaxie et la gestion des infections en réanimation sont un véritable défi, nécessitant une approche multifacette. L'objectif est double : protéger les patients des infections tout en préservant l'efficacité des antibiotiques pour l'avenir.

Chapitre 9 :
ÉTHIQUE ET LÉGISLATION
EN RÉANIMATION

Les décisions de fin de vie
et limitation des soins

Dans le monde trépidant de la réanimation, où la vie côtoie constamment la mort, les décisions de fin de vie et la limitation des soins font partie des défis les plus délicats et émotionnels pour l'équipe médicale, les patients et leurs familles.

1. Introduction :
Confrontés à des situations où la guérison n'est plus possible ou où les interventions médicales peuvent prolonger la vie sans améliorer sa qualité, les professionnels de santé sont amenés à prendre des décisions complexes en matière de fin de vie.

2. Ethique et principes directeurs :
- **Autonomie :** Respecter les désirs et les préférences du patient, quand ils sont connus.
- **Bienfaisance et non-malfaisance :** Peser les bénéfices et les risques des traitements.
- **Justice :** Veiller à ce que les ressources soient utilisées équitablement et que chaque patient reçoive des soins adaptés.

3. Communication :
- **Discussion anticipée :** Discuter des volontés et des préférences du patient bien avant que la situation ne devienne critique.

- **Dialogue ouvert :** Assurer une communication transparente avec le patient (si possible) et la famille sur l'état de santé, les options de traitement et les résultats attendus.

4. Limitation des soins :
   - **Ne pas entreprendre :** Choisir de ne pas commencer un traitement ou une intervention en raison de son inutilité présumée ou des souhaits du patient.
   - **Arrêter :** Cesser un traitement ou une intervention déjà en cours, car il est jugé inutile ou contraire aux souhaits du patient.

5. Sédation palliative :
   - **Objectif :** Soulager les symptômes insupportables en fin de vie, comme la douleur ou l'angoisse, sans intention de précipiter la mort.
   - **Modalités :** Choix des médicaments, ajustement des doses et surveillance des effets.

6. Refus de traitement par le patient :
   - **Droit du patient :** Tout individu a le droit de refuser un traitement, même si cela peut entraîner son décès.
   - **Directives anticipées :** Document écrit par le patient, exprimant ses souhaits concernant sa prise en charge en fin de vie.

7. Accompagnement de la famille :
   - **Soutien émotionnel :** Aider la famille à traverser cette période difficile et à faire le deuil.
   - **Inclusion dans la prise de décision :** Impliquer la famille dans les décisions, tout en respectant les souhaits du patient.

8. L'après : le deuil et le soutien :
   - **Debriefing :** Discussions post-mortem avec l'équipe médicale pour comprendre les décisions prises.

- **Soutien psychologique :** Proposer des sessions de counseling ou de thérapie pour aider à traiter le deuil.

9. Formation et soutien de l'équipe médicale :
  - **Formation en éthique :** Former régulièrement l'équipe sur les principes éthiques et les meilleures pratiques en matière de décisions de fin de vie.
  - **Soutien émotionnel :** Fournir un espace où les membres de l'équipe peuvent exprimer leurs émotions et recevoir du soutien.

Les décisions de fin de vie en réanimation sont profondément humaines, requérant une écoute attentive, une compassion profonde, et un solide sens éthique. En respectant les souhaits et la dignité du patient tout en soutenant la famille et l'équipe médicale, ces décisions peuvent être prises avec intégrité et humanité.

La législation autour du don d'organes

L'un des domaines les plus délicats et complexes de la médecine est celui du don d'organes. Dans le contexte des soins intensifs, les possibilités de prélever des organes pour transplantation peuvent surgir suite à une situation où la mort cérébrale est constatée, ce qui pose une série de questions éthiques, pratiques et légales.

1. Introduction :
Le don d'organes sauve des vies chaque jour. Mais, derrière chaque geste altruiste se cachent des aspects réglementaires et législatifs destinés à garantir la sécurité, le respect et la dignité du donneur et du receveur.

2. Définitions clés :
  - **Mort cérébrale :** Absence totale et irréversible de toute activité cérébrale.

- **Donneur vivant :** Individu qui donne un organe ou une partie d'organe de son vivant.
- **Donneur décédé :** Personne ayant subi une mort cérébrale ou un décès cardiocirculatoire.

3. Consentement au don :
   - **Consentement présumé :** Dans certains pays, chaque citoyen est présumé donneur sauf s'il s'est explicitement opposé de son vivant.
   - **Consentement explicite :** Système où le don d'organe post-mortem nécessite une autorisation préalable du donneur ou de sa famille.

4. Le rôle de la famille :
   - **Information :** Informer la famille du potentiel de don d'organes, tout en respectant leur besoin de vivre le deuil.
   - **Décision :** Si le défunt n'a pas exprimé sa volonté, la famille est souvent consultée pour prendre la décision.

5. Procédure de déclaration de la mort cérébrale :
   - **Tests neurologiques :** Réalisation de tests pour confirmer l'absence totale d'activité cérébrale.
   - **Documentation :** Toute déclaration de mort cérébrale doit être minutieusement documentée.

6. Sécurité et éthique du prélèvement :
   - **Absence de conflit d'intérêts :** L'équipe de soins intensifs responsable du patient doit être distincte de l'équipe de transplantation.
   - **Respect du corps :** Les procédures doivent être menées avec soin pour garantir la dignité du donneur.

7. Allocation des organes :
- **Équité :** Les organes doivent être attribués sur la base des besoins médicaux et non de critères socio-économiques.
- **Compatibilité :** Assurer la correspondance entre donneur et receveur pour maximiser les chances de succès de la greffe.

8. Le don d'organes chez les donneurs vivants :
- Évaluation médicale et psychologique : Pour garantir la sécurité du donneur.
- **Consentement libre et éclairé :** Le donneur doit être parfaitement informé des risques et bénéfices.

9. Sensibilisation et éducation :
- **Campagnes nationales :** Pour encourager la population à exprimer sa volonté concernant le don d'organes.
- **Formation médicale :** Former les professionnels de santé à aborder le sujet avec tact et compassion.

La législation entourant le don d'organes est à la croisée des chemins entre l'impératif médical de sauver des vies et l'impératif éthique de respecter la volonté et la dignité des individus. La clarté, la transparence et la compassion doivent guider chaque étape du processus, de la déclaration de la mort cérébrale à la transplantation réussie.

La confidentialité et le consentement éclairé

La médecine, à l'intersection de la science, de l'éthique et de l'humanité, nous rappelle constamment combien chaque patient est une entité unique, digne de respect et d'attention. Deux des piliers de cette délicate danse entre professionnels de la santé et patients sont la confidentialité et le consentement éclairé. Ces concepts, bien que familiers, gagnent en complexité dans le vif du sujet.

Dès le premier contact avec un patient, une sorte de contrat tacite s'établit. Ce contrat garantit que tout ce qui sera partagé, discuté ou observé restera entre les murs du cabinet ou de la salle d'examen. La confidentialité est cette promesse silencieuse que le médecin fait au patient : une promesse de discrétion, de sécurité et de respect. C'est une protection, non seulement pour les détails intimes de la santé du patient, mais aussi pour sa dignité, sa réputation et, parfois, ses peurs les plus profondes. Dans un monde où l'information est une monnaie d'échange, cette confidentialité est une forteresse.

Mais la médecine ne se limite pas à écouter et à observer. Elle exige des actions, des interventions, des décisions. Et c'est là qu'intervient le consentement éclairé. Imaginons un instant que la médecine soit une vaste mer, riche en possibilités mais parsemée de tempêtes potentielles. Le consentement éclairé est la boussole qui permet au patient de naviguer dans cette mer. Il garantit que le patient comprend non seulement les eaux calmes qui l'attendent, mais aussi les tempêtes éventuelles. Ainsi, lorsque le médecin propose une route, le patient est en mesure de l'accepter ou de la refuser, armé de toutes les informations nécessaires.

Le processus de consentement éclairé est une danse délicate. Le médecin doit non seulement informer, mais aussi s'assurer que le patient comprend réellement. Ce n'est pas une simple formalité, mais un dialogue ouvert et continu. C'est une invitation à poser des questions, à exprimer des doutes, à partager des préoccupations. C'est une reconnaissance du fait que, si le médecin est l'expert en matière de médecine, le patient est l'expert de sa propre vie.

Il y a, bien sûr, des moments où ces principes sont mis à l'épreuve : des situations d'urgence où le temps presse, des moments où la capacité du patient à comprendre est compromise, ou des situations où les proches doivent intervenir. Mais ces exceptions ne font que souligner l'importance de ces piliers dans la pratique courante.

En fin de compte, la confidentialité et le consentement éclairé ne sont pas de simples concepts ou procédures. Ils sont le reflet de la profonde humanité de la médecine. Ils rappellent que, au cœur de chaque intervention, de chaque diagnostic, de chaque traitement, il y a une personne - avec ses espoirs, ses peurs, ses rêves et ses préoccupations. Et c'est cette personne, dans toute sa complexité et sa singularité, qui doit toujours rester au centre de l'équation médicale.

Chapitre 10 :
RECHERCHE ET AVANCÉES EN SOINS INTENSIFS

Les études cliniques : comprendre et participer

L'univers de la médecine est en perpétuelle évolution, se nourrissant des découvertes et des avancées scientifiques pour améliorer constamment la prise en charge des patients. Au cœur de ces avancées se trouvent les études cliniques. Ces recherches médicales, menées sur des volontaires, permettent d'élaborer de nouveaux traitements, de tester leur efficacité et d'assurer leur sécurité. Cependant, l'implication dans une étude clinique peut susciter des interrogations, voire des inquiétudes. Comprendre leur essence et leur processus est donc crucial pour quiconque envisage d'y participer.

D'emblée, il est important de définir ce qu'est une étude clinique. Imaginez un pont entre la recherche en laboratoire, où de nouvelles molécules ou techniques sont découvertes, et la chambre d'hôpital où un patient reçoit un traitement. Ce pont, c'est l'étude clinique. Elle valide que le traitement est non seulement efficace, mais aussi sûr pour le patient.

Les études cliniques se déroulent généralement en plusieurs phases. La première phase vise principalement à déterminer la sécurité d'un traitement, à identifier les effets secondaires potentiels et à établir la posologie optimale. Les phases suivantes élargissent progressivement le groupe de participants pour évaluer l'efficacité du traitement, le comparer à d'autres traitements existants et surveiller les effets secondaires à long terme. Chaque phase est rigoureusement encadrée par des protocoles stricts, garantissant la sécurité et le bien-être des participants.

Mais pourquoi choisir de participer à une étude clinique? Les motivations sont variées. Pour certains, c'est l'espoir d'accéder à un nouveau traitement potentiellement plus efficace que les options actuelles. Pour d'autres, c'est le désir altruiste de contribuer à la progression de la médecine. Cependant, cette décision ne doit jamais être prise à la légère. La participation implique des engagements, tels que des visites médicales régulières, des tests ou des ajustements de traitement. De plus, comme toute recherche, les résultats ne sont pas garantis. Certains participants pourraient bénéficier d'améliorations significatives, tandis que d'autres pourraient ne pas ressentir de bénéfice notable.

C'est ici qu'intervient l'importance du consentement éclairé. Avant de s'engager dans une étude, chaque volontaire doit être pleinement informé des objectifs, des procédures, des risques potentiels et des bénéfices attendus. Ce processus garantit que la décision de participer est basée sur une compréhension complète et non sur de fausses attentes ou des malentendus.
Il est également essentiel de comprendre que chaque participant a le droit de se retirer d'une étude clinique à tout moment, sans conséquences négatives pour ses soins médicaux futurs.

Les études cliniques sont des outils précieux dans le voyage incessant de la médecine vers de nouveaux horizons. Elles incarnent la collaboration entre chercheurs, professionnels de santé et patients pour écrire les prochains chapitres de la médecine moderne. Pour ceux qui envisagent de participer, il est essentiel de s'informer, de poser des questions et de peser soigneusement les avantages et les inconvénients, car dans cette quête de progrès, chaque participant est un partenaire précieux.

Les dernières découvertes et avancées majeures en réanimation

La réanimation est le creuset où la vie oscille souvent entre la fragilité et la résilience. Avec le temps, cette spécialité médicale a bénéficié d'innovations et de découvertes majeures qui ont non seulement amélioré la prise en charge des patients, mais ont également façonné l'avenir de la médecine d'urgence. Plongeons dans certaines des avancées les plus significatives des dernières années en matière de réanimation.

- La médecine personnalisée en réanimation :
  - Les progrès de la génomique et de la bio-informatique ont permis de mieux comprendre comment des facteurs génétiques individuels peuvent influencer la réponse d'un patient à un traitement. Ceci a conduit à des traitements plus ciblés et individualisés pour les patients en réanimation, minimisant les effets secondaires et optimisant les résultats.
- La télémédecine en soins intensifs :
  - L'avènement de la télémédecine a permis aux experts en réanimation de conseiller et d'assister à distance les équipes médicales, particulièrement dans les zones sous-desservies ou pendant des crises sanitaires comme la pandémie de COVID-19.
- Les avancées en matière de ventilation mécanique :
  - Les innovations dans le domaine des machines de ventilation ont permis des modes de ventilation plus adaptatifs qui répondent en

temps réel aux besoins du patient, réduisant ainsi les complications liées à la ventilation.

- L'ECMO (Oxgénation par Membrane Extracorporelle) :
  - Bien que l'ECMO ne soit pas entièrement nouvelle, ses applications et techniques se sont améliorées, offrant une bouée de sauvetage aux patients atteints de défaillances cardiaques ou pulmonaires sévères, lorsque d'autres interventions ont échoué.
- La gestion ciblée de la température :
  - La recherche a montré que le contrôle précis de la température corporelle après un arrêt cardiaque peut améliorer les résultats neurologiques. Cela a conduit à une adoption plus large de la thérapie hypothermique et de la gestion thermique ciblée.
- Les biomarqueurs en réanimation :
  - L'utilisation de biomarqueurs pour prédire ou diagnostiquer rapidement les conditions aigües, telles que le sepsis, a conduit à des interventions plus rapides et plus ciblées, améliorant les taux de survie.
- La simulation en réanimation :
  - L'entraînement basé sur la simulation pour le personnel de réanimation a pris de l'ampleur, permettant des formations pratiques sans risque pour les patients.
- L'intelligence artificielle (IA) et l'analytique avancée :
  - L'IA a trouvé sa place en réanimation en aidant à l'analyse rapide de grands volumes de données, permettant une détection précoce des défaillances organiques ou d'autres complications.

Ces avancées, bien qu'impressionnantes, ne sont que la pointe de l'iceberg. La réanimation, comme toute autre spécialité médicale, continue d'évoluer grâce à la recherche, à l'innovation et au dévouement incessant des professionnels de santé. À mesure que la technologie progresse et que notre compréhension de la biologie humaine s'approfondit, on peut s'attendre à ce que d'autres révolutions transforment la manière dont nous prenons soin des plus vulnérables parmi nous.

Comment rester à jour dans un domaine en constante évolution

Dans le monde rapide d'aujourd'hui, les industries, les technologies et les connaissances évoluent à un rythme sans précédent. Pour tout professionnel, rester à jour est non seulement un impératif pour sa carrière, mais aussi une nécessité pour offrir le meilleur de lui-même. Voici des étapes et des stratégies pour vous aider à demeurer à la pointe de votre domaine.

- Formation continue :
  - **Cours et certifications** : Inscrivez-vous à des cours en ligne, des ateliers ou des formations spécialisées. Des plateformes comme Coursera, Udemy ou edX proposent une multitude de cours dans divers domaines.
  - **Conférences et séminaires** : Ils offrent non seulement des connaissances, mais aussi des opportunités de réseautage.
- Lecture régulière :
  - **Revues professionnelles** : Abonnez-vous aux magazines et journaux pertinents de votre industrie.
  - **Blogs et forums** : Ils peuvent fournir des insights en temps réel et des perspectives pratiques.

- Réseautage :
  - Engagez-vous avec des collègues, des mentors et d'autres professionnels de votre secteur. Ces échanges peuvent souvent vous donner des aperçus des tendances émergentes avant qu'elles ne deviennent grand public.
- Participation à des associations professionnelles :
  - Rejoignez des organisations professionnelles liées à votre domaine. Elles offrent souvent des ressources, des formations et des opportunités de réseautage.
- Utilisation de la technologie :
  - **Veille technologique** : Utilisez des outils comme Google Alerts pour rester informé des dernières actualités et recherches de votre domaine.
  - **Podcasts et webinaires** : Ils sont une source précieuse d'information et sont souvent animés par des experts de l'industrie.
- Apprentissage collaboratif :
  - Organisez ou participez à des groupes d'étude ou des groupes de discussion pour explorer de nouveaux sujets ou approfondir des connaissances existantes.
- Pratique et immersion :
  - Expérimentez activement de nouvelles méthodes ou technologies dans votre travail quotidien. L'apprentissage par la pratique est souvent le plus impactant.
- Consacrez du temps :
  - Définissez des moments spécifiques dans votre semaine pour vous consacrer à votre développement professionnel. Cela peut être aussi simple que de lire un chapitre d'un livre chaque soir ou de suivre un cours en ligne chaque semaine.

- Mentorat :
    - Trouvez un mentor qui a plus d'expérience ou de connaissances. Inversement, mentorat inverse (où une personne plus jeune ou moins expérimentée vous enseigne) peut être précieux, en particulier avec les tendances technologiques.
- Esprit d'ouverture :
    - Soyez ouvert aux changements et aux nouvelles idées, même si elles contredisent vos connaissances actuelles. L'adaptabilité est la clé dans un monde en évolution rapide.

En fin de compte, rester à jour dans un domaine en constante évolution exige un engagement personnel à l'apprentissage continu. C'est un voyage sans fin, où la destination est la croissance et l'épanouissement professionnels. En adoptant une attitude proactive et en utilisant les ressources disponibles, vous pouvez non seulement suivre le rythme, mais aussi devenir un leader dans votre domaine.

CHAPITRE 11 :
GESTION DES INFECTIONS
ET PRÉCAUTIONS

Principales infections en soins intensifs

Les unités de soins intensifs (USI) sont des environnements hautement spécialisés dédiés à la prise en charge des patients les plus gravement malades. En raison de la gravité de leur état, de l'utilisation fréquente de dispositifs invasifs et de la proximité des patients entre eux, les infections nosocomiales sont une préoccupation majeure en réanimation. Voici une liste des infections les plus couramment rencontrées dans les USI :

- Pneumonies associées à la ventilation mécanique (PAVM) :
  - C'est l'infection nosocomiale la plus fréquente en USI. Elle survient chez les patients sous ventilation mécanique et est souvent causée par des bactéries telles que Pseudomonas aeruginosa, Staphylococcus aureus, et des bactéries Gram-négatif.
- Infections liées aux cathéters :
  - **Bactériémies liées aux cathéters** : Elles sont dues à une contamination des cathéters veineux centraux. Les microorganismes couramment impliqués comprennent Staphylococcus aureus, Staphylococcus epidermidis et des bactéries Gram-négatif.
  - **Infections urinaires associées aux sondes** : L'utilisation prolongée de cathéters urinaires est un facteur de risque, avec des bactéries

comme Escherichia coli et Klebsiella pneumoniae comme agents courants.

- Infections du site chirurgical :
  - Elles peuvent se développer après une intervention chirurgicale, avec des bactéries telles que Staphylococcus aureus, Escherichia coli ou Pseudomonas aeruginosa étant couramment impliquées.
- Infections abdominales :
  - Souvent dues à des perforations ou à des procédures invasives, elles peuvent être causées par une variété d'organismes, dont Escherichia coli, Klebsiella et Bacteroides.
- Mycoses invasives :
  - Bien que moins courantes que les infections bactériennes, les infections fongiques, notamment par Candida spp., peuvent survenir, en particulier chez les patients immunodéprimés ou ceux ayant reçu une antibiothérapie à large spectre.
- Sepsis et choc septique :
  - Ces conditions graves peuvent résulter de n'importe laquelle des infections mentionnées ci-dessus et nécessitent une prise en charge rapide et agressive.
- Infections à Clostridioides difficile :
  - Associées à l'utilisation d'antibiotiques, ces infections gastro-intestinales peuvent causer des diarrhées sévères et d'autres complications.
- Infections virales :
  - Si elles sont moins courantes que les infections bactériennes, certaines infections virales, comme l'influenza ou, plus récemment, la COVID-19, peuvent nécessiter une prise en charge en USI.

La prévention des infections nosocomiales en USI repose sur un ensemble de mesures, dont une hygiène rigoureuse des mains, l'utilisation appropriée d'antibiotiques, le respect des protocoles de soins pour les dispositifs invasifs, et une surveillance constante des infections.

Mesures de prévention et contrôle

Dans les unités de soins intensifs (USI), la prévention des infections est primordiale étant donné la vulnérabilité des patients et l'usage fréquent de dispositifs invasifs. Adopter des mesures de prévention strictes peut réduire considérablement le risque d'infections nosocomiales. Voici une présentation détaillée des mesures essentielles :

- Hygiène des mains :
  - C'est la mesure la plus simple et la plus efficace pour prévenir la transmission des infections. Elle doit être réalisée avant et après chaque contact avec le patient, après avoir touché des surfaces potentiellement contaminées, avant et après la mise de gants, et avant tout geste aseptique.
- Précautions standards :
  - Ces précautions s'appliquent à tous les patients, quelle que soit leur pathologie. Elles englobent l'hygiène des mains, le port de gants, le port d'un masque, d'une blouse et d'une protection oculaire en cas de risque de projection, et la gestion sécurisée des déchets et du linge souillé.
- Précautions complémentaires :
  - En fonction du type de pathogène, des mesures supplémentaires peuvent être nécessaires, comme l'isolement du patient, la

mise en place de sas, ou l'utilisation d'équipements de protection spécifiques.

- Entretien des dispositifs invasifs :
  - La pose, l'entretien, et le retrait de ces dispositifs doivent suivre des protocoles stricts pour réduire le risque d'infection. Cela concerne notamment les cathéters, les sondes urinaires et les voies respiratoires.
- Surveillance des infections :
  - La mise en place d'un système de surveillance permet d'identifier rapidement une éventuelle épidémie et d'ajuster les protocoles en conséquence.
- Stratégie antibiotique :
  - Une utilisation judicieuse des antibiotiques est essentielle pour prévenir l'émergence de bactéries résistantes. Cela inclut la prescription d'antibiotiques uniquement lorsqu'ils sont nécessaires, la sélection du bon antibiotique et la durée d'administration adéquate.
- Nettoyage et désinfection :
  - Les surfaces, les équipements et l'environnement de l'USI doivent être régulièrement nettoyés et désinfectés selon des protocoles définis.
- Formation et éducation :
  - Le personnel doit être régulièrement formé et informé des meilleures pratiques en matière de prévention des infections.
- Vaccination :
  - Le personnel de santé doit être à jour dans ses vaccinations pour prévenir la transmission de maladies évitables.
- Communication :
  - Une communication ouverte entre les membres de l'équipe est essentielle pour s'assurer que les protocoles sont respectés et que toute

anomalie ou suspicion d'infection est rapidement signalée.

- Engagement des patients et des familles :
  - Les patients et leurs proches peuvent être impliqués dans les mesures de prévention, en étant informés des risques, des signes d'infection et des mesures d'hygiène à adopter.

La mise en œuvre et le respect stricts de ces mesures, combinés à une surveillance constante, sont la clé pour minimiser le risque d'infections nosocomiales dans les unités de soins intensifs.

La résistance aux antibiotiques : un enjeu majeur

Dans le panorama complexe des défis médicaux de notre époque, la résistance aux antibiotiques se distingue comme l'une des menaces les plus urgentes et omniprésentes pour la santé publique. À l'intérieur des murs stériles des unités de soins intensifs, cette résistance s'exprime avec une acuité particulière. Laissez-nous plonger au cœur de cette problématique.

- Genèse de la résistance :
  - La résistance aux antibiotiques n'est pas un phénomène nouveau; elle existe depuis l'émergence même des antibiotiques. En fait, chaque fois qu'une bactérie est exposée à un antibiotique, elle subit une pression sélective. Les bactéries sensibles meurent, tandis que celles résistantes, grâce à des mutations génétiques, survivent et se multiplient. Avec le temps et l'usage inapproprié des antibiotiques, cette résistance s'est accrue.

- Conséquences en soins intensifs :
    - Les patients en soins intensifs sont souvent gravement malades et vulnérables. Une infection par une bactérie résistante peut gravement compliquer leur prise en charge, prolonger leur séjour à l'hôpital, augmenter la mortalité et les coûts des soins.
- Les "superbactéries" :
    - Des bactéries comme MRSA (Staphylococcus aureus résistant à la méticilline), VRE (Entérocoques résistants à la vancomycine), et les bactéries productrices de carbapénèmases menacent les USI du monde entier. Ces superbactéries peuvent être résistantes à plusieurs classes d'antibiotiques, rendant les options thérapeutiques limitées.
- Les facteurs contributifs :
    - La surprescription d'antibiotiques, l'utilisation d'antibiotiques à large spectre lorsqu'un spectre étroit suffirait, la durée inadéquate des traitements et l'usage inapproprié d'antibiotiques en médecine vétérinaire et en agriculture contribuent à l'émergence de la résistance.
- La prévention est la clé :
    - La sensibilisation des médecins à une prescription responsable, les cultures bactériennes pour guider le choix d'antibiotique, la rotation des antibiotiques dans les hôpitaux et la mise en place de protocoles d'antibiothérapie sont des mesures essentielles.
- Recherche et développement :
    - Face à la résistance croissante, il est impératif de développer de nouveaux antibiotiques. Toutefois, le développement est lent et coûteux, ce qui nécessite un engagement mondial.

- Collaboration internationale :
  - La résistance aux antibiotiques est un problème mondial. La collaboration internationale pour surveiller la résistance, partager des informations et des meilleures pratiques est fondamentale.
- Éducation et sensibilisation :
  - Les patients, les soignants et le grand public doivent être informés de l'importance d'utiliser les antibiotiques de manière appropriée et des risques liés à leur mauvaise utilisation.

La résistance aux antibiotiques en soins intensifs représente un défi monumental. Toutefois, avec des efforts collaboratifs, une prise de conscience accrue, une utilisation judicieuse des antibiotiques et une impulsion renouvelée dans la recherche, nous pouvons espérer contrer cette menace et continuer à offrir des soins de qualité aux patients les plus vulnérables.

Chapitre 12 :
NUTRITION ET SUPPORT MÉTABOLIQUE

Importance de la nutrition en réanimation

En réanimation, l'art de sauver des vies ne se limite pas uniquement à la maîtrise de machines sophistiquées ou à l'administration de médicaments puissants. Parmi les fondamentaux, souvent sous-estimés mais cruciaux, se trouve la nutrition. Bien plus qu'un simple apport alimentaire, la nutrition en unité de soins intensifs est une science délicate qui joue un rôle déterminant dans la récupération des patients.

- Nutrition : une fonction vitale :
  - La nutrition garantit l'apport nécessaire en macronutriments (protéines, glucides, lipides) et micronutriments (vitamines, minéraux) qui sont essentiels pour maintenir les fonctions corporelles, soutenir la guérison et prévenir les complications.
- Impact sur la récupération :
  - Un apport nutritionnel adapté peut améliorer la réponse immunitaire, préserver la masse musculaire, réduire le catabolisme (dégradation) induit par la maladie et accélérer la guérison.
- Défis de la nutrition en réanimation :
  - Les patients en soins intensifs peuvent présenter des besoins nutritionnels spécifiques en raison de leur état de santé, de la sévérité de leur maladie ou de comorbidités. De plus, les processus pathologiques tels que l'inflammation ou le sepsis peuvent modifier le

métabolisme, rendant la détermination des besoins nutritionnels complexe.

- Modes d'administration :
  - La voie entérale (par le tube digestif) est privilégiée lorsque c'est possible, car elle maintient l'intégrité de la muqueuse intestinale et présente un risque d'infection plus faible. Cependant, dans certains cas, la nutrition parentérale (administration par voie intraveineuse) peut être nécessaire.
- Surveillance étroite :
  - L'état nutritionnel des patients doit être évalué régulièrement, en utilisant des paramètres cliniques, biochimiques et anthropométriques. Cela permet d'ajuster les apports en fonction de l'évolution du patient.
- Risques de la malnutrition :
  - Une nutrition insuffisante ou inadaptée peut entraîner une perte musculaire, une diminution des défenses immunitaires, une augmentation des complications infectieuses et une récupération plus lente.
- Collaboration multidisciplinaire :
  - Une prise en charge nutritionnelle efficace nécessite une collaboration entre médecins, infirmiers, diététiciens et pharmaciens. Chaque professionnel apporte son expertise pour élaborer un plan nutritionnel adapté.
- L'éducation et la recherche :
  - Comme pour tout aspect des soins en réanimation, la formation continue et la recherche sont essentielles pour assurer une prise en charge nutritionnelle optimale, basée sur les dernières découvertes scientifiques.

Dans le tumulte des unités de soins intensifs, où chaque seconde compte, la nutrition peut sembler être un élément secondaire. Pourtant, elle est l'une des pierres angulaires de la prise en charge, un véritable pilier qui soutient la guérison et la récupération des patients. Comme l'a si bien dit Hippocrate : "Que ton aliment soit ton premier médicament." Dans le contexte de la réanimation, ces mots n'ont jamais été aussi pertinents.

Voies d'administration
et régimes spécifiques

La complexité du monde de la réanimation est telle que chaque décision, chaque geste, a des implications profondes pour le patient. Parmi ces décisions fondamentales, la manière dont nous administrons la nutrition et les régimes spécifiques que nous adoptons en fonction des besoins uniques du patient jouent un rôle prédominant.

- Voies d'administration :
    - Entérale :
        - Il s'agit de la voie privilégiée, qui utilise le système digestif du patient. Elle est moins invasive, préserve la fonction et la structure de l'intestin et réduit le risque d'infections associées.
        - Sous-catégories : Sonde nasogastrique, sonde naso-duodénale, sonde naso-jéjunale, gastrostomie ou jéjunostomie.
    - Parentérale :
        - Utilisée lorsque l'alimentation entérale n'est pas possible ou insuffisante. Elle consiste à administrer des nutriments directement dans la circulation sanguine.

- Sous-catégories : Nutrition parentérale centrale, nutrition parentérale périphérique.
- Régimes spécifiques :
  - Standard :
    - Pour les patients qui n'ont pas de besoins spécifiques ou de maladies sous-jacentes impactant leurs besoins nutritionnels.
  - Hypercalorique :
    - Pour les patients ayant des besoins énergétiques accrus, comme ceux avec une perte de poids significative ou des besoins métaboliques élevés.
  - Hypocalorique :
    - Pour les patients obèses ou avec des risques de surcharge hydrique.
  - Diabétique :
    - Pour gérer et contrôler la glycémie des patients diabétiques ou à risque.
  - Régime rénal :
    - Adapté pour les patients atteints de maladies rénales ou en insuffisance rénale, avec des ajustements en protéines, potassium, phosphore et sodium.
  - Hépatique :
    - Pour les patients avec des maladies du foie, ce régime modifie l'apport en protéines, électrolytes et fluides.
- Facteurs à considérer :
  - Le métabolisme énergétique du patient, le bilan hydrique, les fonctions rénale et hépatique, l'état gastro-intestinal, et d'autres paramètres doivent être étroitement surveillés pour ajuster le régime.

- Les allergies alimentaires, les intolérances et les préférences du patient doivent également être prises en compte lors de la planification.
- Surveillance et complications :
  - La surveillance régulière des apports et des tolérances est essentielle pour prévenir les complications associées, qu'elles soient mécaniques (par exemple, le déplacement d'une sonde), métaboliques ou infectieuses.
- Équipe multidisciplinaire :
  - La collaboration entre médecins, infirmiers, diététiciens, et autres professionnels de la santé est cruciale pour élaborer un plan nutritionnel adapté et assurer une surveillance continue.
- Évolution du régime :
  - Selon l'état du patient, le régime peut être adapté, modifié ou interrompu. Une réévaluation régulière est donc essentielle pour s'assurer que le régime répond aux besoins changeants du patient.

La nutrition, bien plus qu'un simple apport alimentaire, est une science précise et délicate en réanimation. Les voies d'administration et les régimes spécifiques doivent être choisis avec soin, en prenant en compte l'état unique de chaque patient, afin de favoriser une guérison optimale.

Gestion des complications liées à la nutrition

La nutrition en réanimation est un pilier essentiel de la prise en charge du patient, mais elle ne vient pas sans ses défis. Comme toute intervention médicale, la nutrition, qu'elle soit entérale ou parentérale, peut être associée à des complications. Savoir les anticiper, les reconnaître et y répondre est primordial pour garantir le bien-être du patient.

- Complications de la voie entérale :
  - Obstruction de la sonde :
    - Prévention : Flusher régulièrement la sonde avec de l'eau.
    - Intervention : Utiliser des solutions enzymatiques ou de bicarbonate pour déloger les obstructions.
  - Déplacement de la sonde :
    - Prévention : Fixer correctement la sonde et vérifier régulièrement sa position.
    - Intervention : Réintroduire ou remplacer la sonde, si nécessaire, sous radiographie ou guidage endoscopique.
  - Réflux et aspiration :
    - Prévention : Élever la tête du lit, vérifier le résidu gastrique, adapter la vitesse d'infusion.
    - Intervention : Aspirer les sécrétions, évaluer la nécessité d'antibiotiques et envisager une nutrition post-pylorique.
  - Diarrhée ou constipation :
    - Prévention : Choisir une formule adaptée, évaluer la tolérance et surveiller les médicaments qui affectent la motilité intestinale.
    - Intervention : Ajuster la formule, envisager des médicaments pro- ou anti-motilité selon le besoin.
- Complications de la voie parentérale :
  - Infections :
    - Prévention : Utiliser des techniques aseptiques, changer régulièrement les cathéters et les tubulures.

- Intervention : Cultiver le site d'insertion, administrer des antibiotiques, envisager de retirer le cathéter.
- Complications métaboliques :
  - Prévention : Surveiller étroitement les électrolytes, la glycémie, et les fonctions rénale et hépatique.
  - Intervention : Ajuster la composition de la solution parentérale, administrer des médicaments correctifs.
- Thrombose ou embolie :
  - Prévention : Évaluer le risque, envisager une anticoagulation prophylactique.
  - Intervention : Administrer des anticoagulants, envisager l'élimination du cathéter, et dans les cas graves, envisager une intervention chirurgicale.
- Réactions allergiques :
  - Prévention : Connaître les allergies du patient, vérifier la composition des formules.
  - Intervention : Arrêter l'administration, traiter la réaction allergique avec des antihistaminiques, stéroïdes ou adrénaline selon la gravité.
- Intolérance à la formule :
  - Prévention : Commencer avec des volumes faibles et augmenter progressivement, surveiller la tolérance.
  - Intervention : Ajuster la formule ou la vitesse d'infusion, envisager des médicaments pour traiter les symptômes.

La gestion des complications liées à la nutrition nécessite une surveillance attentive, une intervention rapide et une collaboration étroite entre les membres de l'équipe soignante. C'est en étant vigilant, en éduquant les patients et leurs familles, et en travaillant ensemble, que nous pouvons maximiser les bénéfices de la nutrition tout en minimisant ses risques.

Chapitre 13 :
INTERDISCIPLINARITÉ ET RÔLE DES AUTRES PROFESSIONNELS

Le travail avec les kinésithérapeutes en réanimation

En réanimation, la multidisciplinarité est au cœur de la prise en charge des patients. Parmi les acteurs clés de cette équipe, les kinésithérapeutes jouent un rôle vital dans la récupération et le bien-être du patient. Leur expertise aide non seulement à améliorer la fonction physique, mais aussi à prévenir les complications potentiellement mortelles.

- Rôle du kinésithérapeute en réanimation :
    - Réhabilitation respiratoire :
        - Techniques de drainage bronchique pour aider à la clairance des sécrétions.
        - Techniques de respiration pour améliorer les échanges gazeux et l'oxygénation.
        - Enseignement de la toux productive pour éviter l'accumulation de sécrétions.
    - Mobilisation précoce :
        - Éviter l'atrophie musculaire et les complications de l'immobilisation prolongée.
        - Techniques de mobilisation passive, semi-active et active selon les capacités du patient.
    - Positionnement :
        - Prévention des escarres et des contractures.

- Optimisation de la fonction respiratoire par des changements de position réguliers.
- Collaboration avec l'équipe soignante :
  - Planification quotidienne :
    - Définir les objectifs pour chaque patient avec les médecins, les infirmiers et les autres professionnels.
    - Adapter les interventions selon l'état clinique du patient.
  - Formation et éducation :
    - Sensibiliser l'équipe sur l'importance de la mobilisation précoce et des techniques respiratoires.
    - Éduquer les patients et leurs familles sur les techniques qu'ils peuvent pratiquer eux-mêmes.
- Défis et considérations spécifiques :
  - Stabilité hémodynamique :
    - Adapter les interventions selon les paramètres vitaux et la stabilité du patient.
    - Travailler en étroite collaboration avec les infirmiers pour surveiller les signes vitaux pendant les sessions.
  - Sédation et analgésie :
    - Communiquer avec les médecins pour ajuster la sédation afin de permettre une participation active du patient.
    - Veiller à l'équilibre entre la réduction de la douleur et la possibilité pour le patient de participer activement aux séances.
  - Matériel médical :
    - Manœuvrer avec précaution autour des tuyaux, des drains et des cathéters pour éviter tout débranchement accidentel.

- Impact sur la récupération :
  - La kinésithérapie en réanimation a montré qu'elle accélère la récupération, réduit la durée du séjour en réanimation et à l'hôpital, et améliore la qualité de vie après la sortie.

Le kinésithérapeute en réanimation est un maillon essentiel de la chaîne de soins. Sa capacité à travailler main dans la main avec les autres professionnels de la santé, tout en se concentrant sur les besoins uniques de chaque patient, contribue de manière significative à améliorer les résultats et le bien-être des patients en phase critique.

Le rôle des psychologues et psychiatres en unité de soins intensifs

Dans l'environnement complexe et souvent stressant de l'unité de soins intensifs (USI), le soutien psychologique est d'une importance cruciale. Les patients, leurs familles et même le personnel peuvent être confrontés à des situations émotionnellement chargées. C'est là que les psychologues et les psychiatres entrent en jeu, apportant une expertise précieuse pour naviguer dans les eaux tumultueuses des émotions et du mental.

- Pour les patients :
  - Traumatisme de l'hospitalisation :
    - Certains patients peuvent vivre l'expérience de l'USI comme un choc, avec des sentiments d'incertitude, de peur et d'impuissance. Les psychologues peuvent les aider à traiter ces émotions.
  - Délires et confusion :
    - Le syndrome de confusion en USI est fréquent et peut être très perturbateur.

Les psychiatres peuvent participer à sa prise en charge médicamenteuse et non médicamenteuse.

- Préparation à la suite :
  - Aider les patients à comprendre les étapes suivantes de leur rétablissement et à gérer l'anxiété ou la dépression qui pourrait en découler.
- Pour les familles :
  - Gestion du stress et du deuil :
    - Face à la maladie grave d'un proche, les familles peuvent ressentir un choc, de la colère, de la tristesse ou de l'impuissance. Le soutien psychologique peut les aider à traverser ces moments difficiles.
  - Communication :
    - Les psychologues peuvent faciliter la communication entre le personnel soignant et les familles, aidant à clarifier les informations et à gérer les attentes.
- Pour le personnel :
  - Burn-out :
    - Le personnel de l'USI est souvent confronté à des situations de vie ou de mort, ce qui peut engendrer un stress intense. Les psychologues et les psychiatres peuvent offrir des interventions et des stratégies pour gérer le stress et prévenir le burn-out.
  - Débriefings après des incidents critiques :
    - Après des événements traumatisants ou des pertes en USI, des sessions de débriefing peuvent être organisées pour aider l'équipe à traiter les émotions et les réactions.

- Formation :
  - Les psychologues peuvent proposer des formations sur la communication, la gestion du stress et d'autres compétences psychosociales.
- Recherche et développement :
  - Les psychiatres et les psychologues peuvent également s'engager dans la recherche en USI, étudiant les meilleures méthodes pour soutenir les patients, les familles et le personnel.

La présence de professionnels de la santé mentale en USI n'est pas simplement un luxe, mais une nécessité. Ils jouent un rôle pivot dans la prise en charge globale, veillant à ce que l'aspect mental et émotionnel soit abordé avec autant de soin et d'expertise que l'aspect physique. En fin de compte, c'est cette approche holistique qui garantit les meilleurs résultats pour les patients et une meilleure qualité de travail pour le personnel.

Collaboration avec les assistantes sociales et l'équipe d'éthique

L'unité de soins intensifs (USI) est un environnement où les dilemmes médicaux, sociaux et éthiques sont monnaie courante. Dans cette dynamique, les assistantes sociales et l'équipe d'éthique jouent un rôle fondamental pour assurer une prise en charge globale et équilibrée du patient. Leur travail en tandem avec l'équipe médicale est essentiel pour répondre aux besoins complexes des patients et de leurs familles.

- Rôle des assistantes sociales :
  - Évaluation psychosociale :
    - Les assistantes sociales procèdent à une évaluation complète des besoins et

des préoccupations des patients et de leurs familles, allant des problématiques financières à l'accès aux soins après le séjour à l'USI.

- Soutien émotionnel :
  - Elles offrent un soutien émotionnel, aidant les familles à naviguer dans le labyrinthe des émotions et des décisions associées à un séjour en USI.
- Coordination des ressources :
  - Que ce soit pour organiser le transport, la réadaptation ou la prise en charge à domicile, les assistantes sociales sont le pont entre l'hôpital et les services communautaires.
- Médiation :
  - En cas de conflit ou de malentendu entre le personnel médical et la famille, elles peuvent jouer un rôle de médiateur pour faciliter la communication.
- Rôle de l'équipe d'éthique :
  - Dilemmes éthiques :
    - L'équipe intervient lorsque des questions éthiques surgissent, comme les décisions de fin de vie, le consentement éclairé ou la limitation des soins.
  - Consultations :
    - L'équipe offre des consultations aux professionnels de santé et aux familles pour discuter et éclaircir les dilemmes éthiques.
  - Formation :
    - Elle propose des formations pour le personnel de l'USI sur les questions éthiques courantes et les meilleures pratiques pour les aborder.

- Recommandations :
  - En s'appuyant sur des principes éthiques, l'équipe peut faire des recommandations sur la meilleure conduite à tenir dans des situations complexes.
- Collaboration entre assistantes sociales, équipe d'éthique et personnel médical :
  - Réunions interdisciplinaires :
    - Des réunions régulières permettent d'aborder des cas particuliers, de partager des perspectives et de prendre des décisions équilibrées.
  - Planification des soins :
    - En combinant les compétences médicales, éthiques et sociales, l'équipe peut élaborer un plan de soins qui prend en compte tous les aspects du bien-être du patient.
  - Sensibilisation et formation continue :
    - Des sessions communes peuvent être organisées pour sensibiliser et former l'ensemble du personnel aux enjeux éthiques et sociaux en USI.

La collaboration entre les assistantes sociales, l'équipe d'éthique et le reste du personnel médical renforce la qualité des soins en USI. En veillant à ce que chaque patient soit vu non seulement comme un ensemble de symptômes médicaux, mais aussi comme une personne avec des besoins, des préoccupations et des droits, cette collaboration garantit une approche holistique et respectueuse de la dignité de chacun.

Chapitre 14 :
LA FORMATION CONTINUE
ET LES PERSPECTIVES D'AVENIR

La nécessité d'une mise à jour régulière des compétences

Dans le monde rapide et en constante évolution de la médecine, la nécessité d'une mise à jour régulière des compétences n'a jamais été aussi cruciale, en particulier dans des domaines exigeants tels que l'unité de soins intensifs (USI). Alors que les avancées technologiques et les découvertes scientifiques transforment la pratique médicale, les professionnels de santé sont confrontés au défi incessant de rester à la pointe de leur spécialité.

- La nature dynamique de la médecine :
  - Les découvertes cliniques, de nouvelles méthodes de traitement, des médicaments innovants et des avancées technologiques bouleversent régulièrement la pratique médicale. Sans une formation continue, les professionnels de santé risquent de se retrouver dépassés par des informations obsolètes, compromettant ainsi la qualité des soins offerts aux patients.
- L'importance de la précision en USI :
  - Dans un environnement où chaque décision peut avoir des conséquences vitales, il est impératif d'être informé des meilleures pratiques actuelles. Une simple erreur ou un manque d'information peut avoir des conséquences dévastatrices.

- Répondre aux attentes des patients et des familles :
  - Dans une ère d'information, les patients et leurs proches sont de plus en plus informés et ont des attentes élevées en matière de soins. Un professionnel à jour dans ses connaissances et compétences inspire confiance et crédibilité.
- Réglementations et normes professionnelles :
  - Les organismes de réglementation et les associations professionnelles établissent souvent des normes qui exigent une formation continue. Ne pas respecter ces exigences peut avoir des implications légales et professionnelles.
- Développement professionnel et satisfaction :
  - Outre les avantages pour les patients, la mise à jour régulière des compétences renforce le sentiment d'accomplissement et de satisfaction professionnelle. Elle ouvre également des portes à des opportunités de carrière, de recherche et de leadership.
- La collaboration interdisciplinaire :
  - Avec l'évolution des rôles au sein des équipes médicales, comprendre les dernières compétences et connaissances de chaque spécialité facilite la collaboration et améliore les soins centrés sur le patient.

Comment assurer une mise à jour régulière :
- **Formations et ateliers** : Participer régulièrement à des formations, des conférences et des ateliers spécifiques à la spécialité.
- **Lectures** : Suivre des journaux médicaux de renom, des revues et d'autres publications pertinentes.
- **Réseaux professionnels** : Échanger avec des collègues, rejoindre des associations professionnelles et participer à des forums de discussion spécialisés.

- **Certifications** : Passer régulièrement des certifications ou des recertifications dans des domaines spécialisés.
- **Rétroaction** : Chercher activement des retours d'information de la part des collègues, des mentors et même des patients.

En fin de compte, la mise à jour des compétences est au cœur de la médecine axée sur le patient. Elle garantit non seulement une prise en charge optimale mais renforce également la confiance, l'intégrité et le professionnalisme du soignant. Dans le monde exigeant de l'USI, c'est une exigence absolue pour chaque professionnel aspirant à l'excellence.

Les spécialisations en réanimation

La réanimation, domaine médical par excellence de la prise en charge des patients gravement malades, requiert une expertise poussée. Alors que l'unité de soins intensifs (USI) généraliste s'occupe d'un large éventail de pathologies, de nombreuses spécialisations ont émergé pour répondre aux besoins spécifiques de certains groupes de patients. Ces spécialités offrent une formation et une expertise plus poussées, permettant une prise en charge optimale des patients.

- Réanimation cardiovasculaire :
  - **Spécificités** : Concentration sur les patients avec des affections cardiaques sévères, de l'insuffisance cardiaque aiguë aux arythmies complexes.
  - **Interventions courantes** : Cathétérisme cardiaque, support hémodynamique comme les ballons de contre-pulsion ou ECMO.

- Réanimation neurologique :
    - **Spécificités** : Prise en charge des patients avec des affections neurologiques critiques comme les AVC, les traumatismes crâniens ou les infections du système nerveux.
    - **Interventions courantes** : Surveillance de la pression intracrânienne, hypothermie thérapeutique, etc.
- Réanimation pulmonaire et respiratoire :
    - **Spécificités** : Concentration sur les patients ayant des problèmes respiratoires sévères, tels que le SDRA (syndrome de détresse respiratoire aiguë) ou la BPCO exacerbée.
    - **Interventions courantes** : Ventilation mécanique, bronchoscopie, ECMO veino-veineuse.
- Réanimation néphrologique :
    - **Spécificités** : Focalisation sur les patients présentant des insuffisances rénales aiguës ou des déséquilibres électrolytiques complexes.
    - **Interventions courantes** : Hémodialyse, dialyse péritonéale, gestion de l'équilibre acido-basique.
- Réanimation traumatologique :
    - **Spécificités** : Prise en charge des patients victimes de traumatismes graves, qu'ils soient accidentels ou chirurgicaux.
    - **Interventions courantes** : Gestion des voies aériennes en urgence, interventions chirurgicales d'urgence, stabilisation hémodynamique.
- Réanimation pédiatrique :
    - **Spécificités** : Cette spécialisation se concentre sur la prise en charge des enfants, de la naissance à l'adolescence, présentant des affections graves.

- **Interventions courantes** : Ventilation adaptée à la pédiatrie, pharmacologie spécifique à l'âge, soutien nutritionnel pédiatrique.
- Réanimation obstétrique :
  - **Spécificités** : Prise en charge des femmes enceintes ou venant d'accoucher et présentant des complications.
  - **Interventions courantes** : Gestion des hémorragies post-partum, prééclampsie sévère, complications liées à la césarienne.
- Réanimation des grands brûlés :
  - **Spécificités** : Traitement et suivi des patients ayant subi des brûlures étendues ou profondes.
  - **Interventions courantes** : Gestion des voies aériennes, chirurgie de reconstruction, soins spécialisés des plaies.

Ces spécialisations permettent une approche plus ciblée et experte de certaines pathologies ou populations de patients. Néanmoins, il est essentiel pour chaque spécialiste de rester en phase avec les connaissances générales de la réanimation, car l'USI est par essence un lieu où les pathologies se croisent et interagissent constamment.

L'avenir de la réanimation : innovations et enjeux

La réanimation, pivot du monde médical face aux situations les plus critiques, est en constante évolution. Les avancées technologiques, conjuguées à une meilleure compréhension des maladies et des processus physiopathologiques, sont autant de promesses pour les années à venir. Mais l'avenir de la réanimation se teinte aussi de défis majeurs et d'enjeux éthiques qu'il convient d'anticiper.

D'abord, les **innovations technologiques** sont à l'avant-garde des changements. Avec l'émergence de l'intelligence artificielle, de nombreux outils d'aide à la décision médicale se développent. Ils promettent de guider le personnel soignant vers des diagnostics plus rapides et précis, et de personnaliser les traitements. Les appareils de surveillance des patients sont désormais capables de prédire certains dérèglements avant même qu'ils ne se manifestent. La télémédecine, quant à elle, pourrait permettre une meilleure collaboration entre centres de soins, mettant les expertises en réseau et garantissant aux patients l'accès aux meilleures compétences, quelle que soit leur localisation.

Cependant, à mesure que nous embrassons ces nouvelles technologies, l'importance de maintenir une approche centrée sur le patient demeure primordiale. L'innovation ne doit pas éclipser l'élément humain de la réanimation. La technologie est un outil, mais ce sont les professionnels de santé qui apportent empathie, compassion et expertise clinique.

Ensuite, les **enjeux éthiques** prennent de plus en plus de place. Avec les capacités croissantes de maintenir en vie des patients dans des états extrêmement précaires, quand et comment décider de la limitation des soins ? L'euthanasie, les soins palliatifs, le consentement éclairé, ou encore la prise en compte des souhaits et valeurs des patients, sont autant de questions éthiques qui se posent avec acuité dans le monde de la réanimation.

En outre, face à l'augmentation des maladies chroniques et des pathologies liées au vieillissement de la population, la réanimation devra faire face à une demande croissante. Cette **pression démographique** engendre des réflexions sur l'organisation des soins, la formation des personnels et la répartition des ressources.

Enfin, les pandémies récentes, comme celle de la COVID-19, ont rappelé l'importance cruciale des unités de soins intensifs et des professionnels formés. La préparation aux crises sanitaires majeures, la mise en place de protocoles réactifs et la recherche constante en épidémiologie sont désormais au cœur des préoccupations.

L'avenir de la réanimation est riche de promesses, mais également jalonné de défis. Pour relever ces enjeux, il s'agira de combiner harmonieusement le meilleur de la technologie, une réflexion éthique approfondie et une humanité toujours préservée.

Chapitre 15 :
CONCLUSION -
LA VOCATION DE L'INFIRMIER
EN SOINS INTENSIFS

Les joies et défis du métier

Le métier d'infirmier en soins intensifs est complexe, passionnant, et souvent riche en émotions. Entre des moments de grande satisfaction et des situations complexes, c'est un rôle qui demande une force intérieure, une expertise technique, et une compassion profonde.

Les Joies :

- **Le Triomphe sur la Maladie** : Rien n'égale la sensation de voir un patient, autrefois dans un état critique, se rétablir progressivement grâce aux efforts concertés de toute l'équipe médicale. Ces moments rappellent pourquoi tant choisissent ce métier malgré ses difficultés.
- **La Relation Patient-Soignant** : Le temps passé au chevet d'un patient en réanimation, particulièrement lors de périodes de grande vulnérabilité, crée souvent des liens forts. L'impact positif qu'un soignant peut avoir sur le bien-être émotionnel d'un patient est inestimable.
- **L'Apprentissage Continu** : La nature en constante évolution de la médecine signifie que chaque jour apporte son lot de nouvelles connaissances. C'est un domaine où l'apprentissage est perpétuel.
- **L'Esprit d'Équipe** : Travailler en soins intensifs signifie collaborer étroitement avec une équipe multidisciplinaire. Les triomphes sont partagés, et les défis sont surmontés ensemble.

Les Défis :

- **La Perte de Patients** : Malgré tous les efforts, certains patients ne surviennent pas. Gérer ces moments, ainsi que le deuil des familles, est l'un des aspects les plus difficiles du métier.
- **Le Stress et la Fatigue** : Les journées sont longues, parfois imprévisibles, et la charge de travail est souvent intense. Cela peut mener à une fatigue physique et émotionnelle.
- **Les Dilemmes Éthiques** : Les décisions autour de la fin de vie, du retrait ou de la continuation des traitements sont lourdes de conséquences et peuvent être source de dilemmes moraux et éthiques.
- **La Gestion des Émotions** : Que ce soit face à des familles en détresse, à des situations de grande urgence ou à des décisions complexes, il est essentiel de savoir gérer ses émotions tout en restant efficace et compassionnel.
- **L'Évolution Technologique Rapide** : Les avancées technologiques sont constantes en réanimation. Se tenir à jour demande un engagement continu en matière de formation.

Le métier d'infirmier en soins intensifs est un véritable tourbillon d'émotions, de responsabilités et d'apprentissages. Si les défis sont grands, les joies et les satisfactions le sont tout autant. Chaque journée apporte son lot de découvertes, de gratifications, mais aussi d'épreuves. Ce qui demeure constant, c'est le dévouement indéfectible des soignants pour offrir le meilleur à leurs patients.

La fierté du service rendu

La profession d'infirmier en soins intensifs est bien plus qu'un simple métier. Elle représente une vocation, une passion profonde pour le soin des autres, même dans leurs moments les plus vulnérables. La fierté du service rendu se manifeste de multiples façons, tant dans les grandes victoires que dans les gestes les plus discrets du quotidien.

- **Rendre l'espoir** : Il arrive souvent que les patients en soins intensifs soient dans un état critique, parfois à la frontière entre la vie et la mort. Lorsque ces patients se rétablissent, ils emportent avec eux non seulement une deuxième chance de vivre, mais aussi une profonde gratitude pour ceux qui les ont soignés. Pour un infirmier, savoir qu'il a joué un rôle déterminant dans la guérison de quelqu'un est une source immense de fierté.
- **Un rôle pivot** : L'infirmier en soins intensifs est souvent le premier point de contact pour le patient et sa famille. Leur rôle ne se limite pas seulement à la prise en charge médicale, mais englobe également un soutien émotionnel. Savoir qu'ils sont un pilier pour leurs patients dans des moments si cruciaux est une responsabilité qui engendre une profonde satisfaction.
- **La maîtrise d'une expertise unique** : Les soins intensifs demandent une connaissance et une expertise spécifiques. La maîtrise de cette spécialité, avec toutes ses subtilités, ses techniques avancées et ses défis éthiques, est source d'une grande fierté professionnelle.
- **Des moments de reconnaissance inattendus** : Que ce soit un remerciement d'un patient, une larme d'un proche soulagé, ou encore un geste de gratitude d'un collègue, ces moments renforcent le sens profond de la mission des soignants en réanimation.
- **Participation à une chaîne de vie** : Chaque intervention, chaque décision prise, chaque sourire ou mot d'encouragement s'inscrit dans une chaîne

continue de soins visant à sauver et améliorer des vies. Cette conscience d'être un maillon essentiel de cette chaîne confère une fierté indéniable.

Mais cette fierté n'est pas sans humilité. Elle est teintée d'une conscience aiguë de la précarité de la vie, du caractère éphémère des victoires face à la maladie, et du rôle privilégié, mais aussi lourd de responsabilité, de l'infirmier en soins intensifs. C'est une fierté qui se nourrit des petites victoires du quotidien autant que des grandes réussites, et qui se forge dans le feu de l'action, au cœur des défis les plus ardus de la médecine moderne.

Encourager la nouvelle génération : conseils pour les novices

La réanimation est un monde à part, nécessitant non seulement une solide expertise clinique, mais également une grande humanité. Pour ceux qui débutent leur carrière en soins intensifs, c'est un voyage empli de découvertes, mais aussi de défis. Voici quelques conseils pour les novices, pour s'orienter et s'épanouir dans ce milieu exigeant.

- **Soif d'apprendre** : La médecine est en perpétuelle évolution. Ayez une curiosité insatiable, participez à des formations, des ateliers, lisez les dernières recherches. La connaissance est l'une de vos meilleures alliées.
- **Ne pas avoir peur de poser des questions** : Personne ne détient toutes les réponses, surtout au début. Entourez-vous de collègues expérimentés et n'hésitez pas à solliciter leur aide ou leurs conseils.
- **Prendre soin de soi** : La réanimation peut être émotionnellement éprouvante. Apprenez à reconnaître

les signes de fatigue, tant physique qu'émotionnelle, et adoptez des routines pour vous ressourcer.

- **Cultiver l'empathie** : Au-delà des compétences techniques, c'est votre humanité qui fera souvent la différence. Prenez le temps de vous connecter à vos patients et à leurs familles, de comprendre leurs peurs, leurs espoirs.

- **Apprendre de ses erreurs** : Vous ferez des erreurs, comme tout le monde. Ce qui compte, c'est de les reconnaître, d'en tirer des leçons et de s'améliorer constamment.

- **S'intégrer dans l'équipe** : La réanimation est un travail d'équipe. Apprenez à connaître vos collègues, leurs forces, leurs faiblesses, et construisez des relations solides fondées sur la confiance.

- **Se donner du temps** : Maîtriser toutes les subtilités de la réanimation ne se fait pas en un jour. Soyez patient avec vous-même, et rappelez-vous que chaque jour apporte son lot de nouvelles compétences.

- **Rechercher des mentors** : Identifiez des personnes expérimentées qui peuvent vous guider, vous soutenir et vous conseiller tout au long de votre parcours.

- **S'impliquer dans la communauté professionnelle** : Rejoignez des associations professionnelles, participez à des conférences et des symposiums. C'est un excellent moyen d'élargir votre réseau et de rester à jour.

- **Se rappeler pourquoi** : Dans les moments difficiles, souvenez-vous des raisons qui vous ont poussé vers ce métier. La passion, l'envie d'aider, la satisfaction de voir un patient se rétablir. Ces rappels sont essentiels pour garder la flamme.

Pour les novices, il est essentiel de comprendre que la réanimation est une aventure à long terme, jalonnée de hauts et de bas, de victoires et de défis. Chaque expérience, qu'elle soit positive ou négative, est une étape vers la maîtrise de cet art délicat qu'est le soin en réanimation. Alors, courage, détermination et passion seront vos meilleurs compagnons de route.

Glossaire des termes médicaux

Le domaine des soins intensifs regorge de termes médicaux spécifiques. Voici un glossaire succinct des termes médicaux fréquemment utilisés en réanimation. Bien sûr, pour un livre, ce glossaire serait beaucoup plus approfondi, mais voici un bon point de départ:

- **Ablation** : Retrait chirurgical d'une partie du corps ou d'un organe.
- **Anoxie** : Absence totale d'oxygène dans les tissus.
- **Antibioprophylaxie** : Utilisation d'antibiotiques pour prévenir une infection.
- **Bronchoscopie** : Examen visuel des voies respiratoires à l'aide d'un bronchoscope.
- **Cathéter** : Tube flexible inséré dans un vaisseau ou une cavité corporelle pour administrer ou évacuer des liquides.
- **Décubitus** : Ulcère qui se forme lorsque la peau et les tissus sous-jacents sont comprimés entre un os et une surface dure, comme un lit.
- **Électrocardiogramme (ECG)** : Enregistrement de l'activité électrique du cœur.
- **Hémodynamique** : Étude des forces impliquées dans la circulation du sang.
- **Hypoxémie** : Diminution de la concentration d'oxygène dans le sang.
- **Intubation** : Insertion d'un tube dans la trachée pour permettre la ventilation.
- **Lavage broncho-alvéolaire** : Procédure qui consiste à injecter une solution saline dans les poumons puis à la récupérer pour analyse.
- **Mécanisme de compensation** : Réaction du corps pour rétablir l'homéostasie ou l'équilibre.
- **Neurologique** : Relatif au système nerveux.

- **Oxygénation** : Processus d'apport d'oxygène aux tissus et aux cellules du corps.
- **Pneumothorax** : Présence d'air entre la plèvre et les poumons, ce qui peut provoquer un effondrement pulmonaire.
- **Réanimation** : Processus visant à restaurer la vie ou la conscience, généralement après un arrêt cardiaque ou une insuffisance respiratoire.
- **Sédation** : Utilisation de médicaments pour calmer un patient ou le rendre somnolent sans provoquer une perte totale de conscience.
- **Télémédecine** : Pratique médicale à distance à l'aide de technologies de l'information.
- **Ventilation mécanique** : Utilisation d'un ventilateur pour aider un patient à respirer.
- **Voies d'administration** : Méthodes par lesquelles les médicaments sont introduits dans le corps (orale, intraveineuse, intramusculaire, etc.)

Un glossaire détaillé serait indispensable pour tout étudiant ou professionnel cherchant à approfondir ses connaissances dans le domaine de la réanimation. Il fournirait non seulement des définitions, mais également des contextes et des exemples pour clarifier l'utilisation de chaque terme dans la pratique clinique quotidienne.

Ressources et lectures complémentaires

La réanimation est un domaine complexe et en constante évolution. Afin de rester informé et d'approfondir vos connaissances, il est essentiel de consulter régulièrement des ressources pertinentes. Voici quelques suggestions de lectures et de ressources pour ceux qui souhaitent en savoir plus :

- Livres :
    - *Principles of Critical Care* par Jesse B. Hall, Gregory A. Schmidt, et Lawrence D. H. Wood
    - *Textbook of Critical Care* par Jean-Louis Vincent, Edward Abraham, Frederick A. Moore, Patrick Kochanek, et Mitchell P. Fink
    - *The ICU Book* par Paul L. Marino
- Revues spécialisées :
    - Critical Care Medicine
    - Intensive Care Medicine
    - American Journal of Respiratory and Critical Care Medicine
    - Journal of Critical Care
- Organisations et associations :
    - *Société de Réanimation de Langue Française (SRLF)* : Propose des guidelines, des formations et des congrès sur la réanimation.
    - *European Society of Intensive Care Medicine (ESICM)* : Une organisation européenne qui fournit des ressources, des formations et des conférences sur les soins intensifs.
    - *American Thoracic Society (ATS)* : Focalisée sur les maladies pulmonaires, la médecine critique et le sommeil.
- Ressources en ligne :
    - *Life in the Fast Lane (LITFL)* : Un blog avec des ressources sur la médecine d'urgence et la réanimation.

- *Critical Care Reviews* : Propose des revues de la littérature récente en soins intensifs.
- Cours et formations :
  - *Advanced Cardiovascular Life Support (ACLS)* : Une certification en réanimation cardio-respiratoire.
  - *Fundamental Critical Care Support (FCCS)* : Une formation pour les professionnels non spécialisés en soins intensifs.
  - *European Diploma in Intensive Care (EDIC)* : Une certification européenne pour les médecins spécialisés en soins intensifs.
- Conférences et symposiums :
  - Congrès annuel de la SRLF
  - International Symposium on Intensive Care and Emergency Medicine (ISICEM)
- Podcasts et médias :
  - *Critical Care Practitioner* : Un podcast qui explore divers sujets liés aux soins intensifs.
  - *The Bottom Line (TBL)* : Un podcast qui examine et résume les articles de recherche en soins intensifs.
- Applications mobiles :
  - *MedCalX* : Une calculatrice médicale pour diverses formules utilisées en soins intensifs.
  - *ICU Trials by ClinCalc* : Une application qui résume les essais cliniques importants dans le domaine des soins intensifs.

En conclusion, la médecine de réanimation est un champ vaste et multidimensionnel. La poursuite continue de la formation et de la mise à jour des connaissances est primordiale pour fournir des soins optimaux aux patients. Ces ressources sont une excellente base pour commencer et continuer ce voyage éducatif.

Livres :
- Réanimation : Le traité de référence en médecine intensive-réanimation par Jean-Louis Vincent.
- *Médecine intensive-réanimation* par Jean-Daniel Chiche, Laurent Papazian et Jean-François Timsit.
- Urgences et Réanimation par Vincent Bounes.

Revues spécialisées :
- *Réanimation* : Revue officielle de la Société de Réanimation de Langue Française (SRLF).
- *Médecine Intensive Réanimation* : Journal couvrant tous les aspects de la médecine intensive et de la réanimation.

Organisations et associations :
- *Société de Réanimation de Langue Française (SRLF)* : Cette organisation propose des recommandations, des formations, et organise des congrès sur la réanimation.
- Collège Français d'Anesthésie et de Réanimation (CFAR).

Ressources en ligne :
- *RéaNet* : Un portail de ressources pour les professionnels de santé exerçant en réanimation.
- *Urgences-Online* : Site d'information et de formation sur les urgences.

Cours et formations :
- Formation aux Soins Intensifs par la SRLF.
- Congrès de la médecine d'urgence et de la réanimation : Organisés par différentes entités francophones.

Podcasts et médias :
- *RéaPod* : Podcasts centrés sur la médecine de réanimation.
- *Flash Urgences* : Un podcast centré sur les urgences et les soins intensifs.

Applications mobiles :
- *SRLF* : L'application officielle de la Société de Réanimation de Langue Française. Contient des

recommandations et des outils pour les professionnels.
- *RéaGuide* : Application qui propose des fiches techniques et recommandations pour les pratiques en réanimation.

Conférences et symposiums :
- Congrès annuel de la SRLF.
- Journées Franco-Suisses de Réanimation.

Autres ressources :
- *SFAR (Société Française d'Anesthésie et de Réanimation)* : Cette organisation propose aussi de nombreuses ressources, formations et guidelines en lien avec la réanimation.

Ces ressources et lectures sont essentielles pour ceux qui pratiquent dans un environnement francophone et souhaitent maintenir ou améliorer leurs compétences en réanimation.

Liens vers
des associations professionnelles
et des formations spécialisées

Je regrette, mais je ne peux pas fournir de liens directs vers des sites Web ou d'autres ressources en ligne directement à partir de ce texte. Cependant, je peux vous orienter sur comment trouver ces ressources.

Associations professionnelles :
* *Société de Réanimation de Langue Française (SRLF)* : Vous pouvez rechercher cette organisation sur Google ou votre moteur de recherche préféré. Ils disposent d'un site officiel qui fournit de nombreuses informations, des recommandations cliniques et des opportunités de formation.
* *Collège Français d'Anesthésie et de Réanimation (CFAR)* : Le site officiel du CFAR est également une source précieuse d'informations pour les professionnels.
* *SFAR (Société Française d'Anesthésie et de Réanimation)* : Tout comme les autres associations, ils ont un site web où vous pouvez trouver des guidelines, des actualités et des opportunités de formation.

Formations spécialisées :
* Pour les formations, commencez par consulter le site de la *SRLF*. Ils proposent généralement des formations continues et des ateliers spécialisés pour les professionnels de la réanimation.
* Des universités et des instituts de formation proposent également des *Diplômes Universitaires (DU)* ou des *Diplômes Inter-Universitaires (DIU)* en réanimation ou en médecine intensive. C'est le cas de nombreuses universités médicales françaises.

- Les *journées de formation* et les *congrès* organisés par les associations professionnelles mentionnées ci-dessus sont également d'excellentes occasions pour la formation et le réseautage.

Comment trouver ces ressources ?

- Utilisez un moteur de recherche et entrez le nom de l'association ou de la formation qui vous intéresse.
- Visitez les sites officiels des associations pour obtenir des informations sur les adhésions, les événements à venir et d'autres ressources.
- Consultez les universités ou les instituts médicaux pour des informations sur les formations spécialisées en réanimation.
- Les réseaux sociaux professionnels comme LinkedIn peuvent également être utiles pour trouver des groupes ou des communautés dédiées à la réanimation en langue française.

N'oubliez pas que le domaine de la médecine et de la réanimation évolue rapidement, il est donc crucial de rester informé des dernières avancées et formations disponibles.

Retrouvez chacun de mes livres publiés sur Amazon sur le lien suivant :

https://www.amazon.fr/dp/B0CP8T3K57

Pour un prix unitaire beaucoup plus intéressant, vous pouvez également acheter l'intégralité de mes livres en format e-books (pdf) sur le site internet suivant :

http://espaceformation-ide.com

Avec toute ma considération…